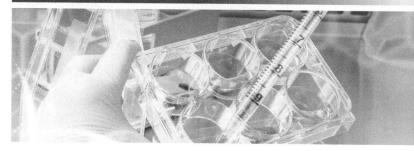

药品 GVP 指南

药物警戒体系与质量管理

国家药品监督管理局药品评价中心　组织编写

U0207166

中国健康传媒集团
中国医药科技出版社

内 容 提 要

本书为《药品 GVP 指南》丛书之一，由国家药品监督管理局药品评价中心组织编写，围绕《药物警戒质量管理规范》章节条款的核心要素，借鉴国际成熟经验，兼顾国内实际，从背景介绍、法规要求、技术要求、实施指导、案例分析等方面进行阐述。

《药物警戒体系与质量管理》主要介绍《药物警戒质量管理规范》第一、二、三、七章内容，旨在指导药品上市许可持有人如何构建完整的药物警戒体系与质量管理体系。

《药品 GVP 指南》可供药品上市许可持有人、药品生产企业、医疗机构、监管部门、监测机构、科研院所、行业协会等从业人员参考使用。

图书在版编目（CIP）数据

药物警戒体系与质量管理 / 国家药品监督管理局药品评价中心组织编写 . — 北京：中国医药科技出版社，2022.10

（药品 GVP 指南）

ISBN 978-7-5214-3375-3

Ⅰ . ① 药… Ⅱ . ① 国… Ⅲ . ① 药物—安全性—安全管理 ② 药物—质量管理

Ⅳ . ① R965.3

中国版本图书馆 CIP 数据核字（2022）第 161239 号

策划编辑　于海平　　责任编辑　高雨濛
美术编辑　陈君杞　　版式设计　也　在

出版　**中国健康传媒集团** | 中国医药科技出版社

地址　北京市海淀区文慧园北路甲 22 号

邮编　100082

电话　发行：010-62227427　邮购：010-62236938

网址　www.cmstp.com

规格　787 × 1092mm $\frac{1}{16}$

印张　13 $\frac{1}{4}$

字数　251 千字

版次　2022 年 10 月第 1 版

印次　2022 年 10 月第 1 次印刷

印刷　北京盛通印刷股份有限公司

经销　全国各地新华书店

书号　ISBN 978-7-5214-3375-3

定价　**120.00 元**

获取新书信息、投稿、为图书纠错，请扫码联系我们。

本书编委会

编写说明

2021 年 5 月 13 日，国家药品监督管理局《药物警戒质量管理规范》（以下简称"《规范》"）发布，自 2021 年 12 月 1 日起正式施行。

依法实施《规范》，是贯彻落实《中华人民共和国药品管理法》关于国家建立药物警戒制度的重要措施，也是我国制药行业逐步融入全球药物警戒发展格局的关键因素，更是保障公众用药安全、全面推进健康中国建设的技术保证。

为推动《规范》落地实施，国家药品监督管理局药品评价中心会同中国药科大学药品监管科学研究院组织来自监管部门、监测机构、医疗机构、高等院校及制药行业的 30 余位专家学者，完成《药品 GVP 指南》编写工作。旨在围绕《规范》的章节条款梳理核心要素，借鉴国际成熟经验，兼顾国内实际，融汇成一套适合推进我国《规范》实施的综合性指导资料，为《规范》的实施提供全面、系统、深入、实用的科学参考。

《药品 GVP 指南》由《药物警戒体系与质量管理》《监测与报告》《风险识别、评估与控制》三个分册组成。基本涵盖了《规范》的主要内容，每个分册从背景介绍、法规要求、技术要求、实施指导、案例分析等方面展开。《药物警戒体系与质量管理》分册聚焦《规范》第一、二、三、七章内容，着重说明药品上市许可持有人应如何构建完整的药物警戒体系与质量管理体系。《监测与报告》分册聚焦《规范》第四章内容,《风险识别、评估与控制》分册聚焦《规范》第五、六章内容,以指导药品上市许可持有人如何规范开展包括药品风险的监测、识别、评估与控制在内的药物警戒活动。三个分册分别由评价中心化药一部、中药部、化药二部牵头制定框架和审校内容。

作为我国药物警戒领域第一个规范性文件,《规范》的出台对促进医药行业发展、守护公众健康具有重大意义。希望《药品 GVP 指南》的出版能够为药品上市许可持有人构建药物警戒体系、规范药物警戒活动、逐步建立与国际接轨的药物警戒质量管理体系、提高全生命周期的药物警戒管理能力和水平提供技术参考。同时,《药品 GVP 指南》作为对《规范》的科学理解和实践经验的凝练,也应随着认识的提高和实践经验的丰富而不断更新和完善。

《药品 GVP 指南》的编写得到了国家药品监督管理局以及相关业务司局的支持和指导;中国药科大学药品监管科学研究院药物警戒专家委员会及部分药物警戒领域专家学者给予全力支持。在此,谨对关心和支持《药品 GVP 指南》编写的各级领导和专家表示衷心的感谢。

《药品 GVP 指南》所涉内容广泛,疏漏欠妥之处恳请广大读者斧正。

国家药品监督管理局药品评价中心

2022 年 5 月

目 录

— *1* — 药物警戒概论

— 2 — 机构人员与资源

3 文件、记录与数据管理

4 药物警戒体系主文件

— 5 — 质量管理

— *6* — 药物警戒委托管理

《中华人民共和国药品管理法》（以下简称"《药品管理法》"）第十二条规定"国家建立药物警戒制度，对药品不良反应及其他与用药有关的有害反应进行监测、识别、评估和控制"。作为我国药品管理的基本制度，药物警戒（Pharmacovigilance，PV）制度是我国防范、应对和化解药品风险的重要方法，是提升药品安全水平的重大举措、守护公众健康的坚固屏障，对于我国实现由制药大国向制药强国跨越具有重大意义。

药品上市许可持有人（以下简称"持有人"）承担药品安全的主体责任，其自身药物警戒制度的构建是我国建立药物警戒制度的重要组成部分。作为一项以降低药品安全风险为目标的药品全生命周期管理制度，持有人开展药物警戒工作的基础在于药品不良反应监测，本质是药品风险管理，关键在于体系与质量管理的构建。

为了帮助持有人了解、熟悉、掌握《药物警戒质量管理规范》（以下简称"《规范》"或"中国GVP"），本书作为《药品GVP指南》分册之一，将从"药物警戒体系与质量管理"角度系统阐述持有人落实相关工作的具体要求与建议。

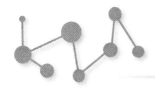

1 药物警戒概论

我国药物警戒制度设计体现了《药品管理法》中"风险管理、全程管控、社会共治"药品监管工作理念的精髓。从风险管理角度，风险是药品的基本属性，风险管理贯穿药品上市全过程。药物警戒聚焦药品安全性风险，开展安全性风险监测和评估，采取风险控制措施以实现最佳风险获益比，达到保障患者用药安全的目的。从全程管控角度，药物警戒是全生命周期概念，从药品审批到撤市，药物警戒贯穿始终。从社会共治角度，药物警戒涉及对象有药品上市许可持有人（以下简称"持有人"）生产企业、经营企业、医疗机构、监管部门、研究单位、患者等，需要社会各界的共同参与。近年来我国药物警戒监管工作取得了很大进展。

其实，全球各国对于药品安全的认知，经历了漫长的过程。在此过程中，药品不良反应、药物警戒等概念陆续提出，相关内涵也在不断丰富。2002 年，世界卫生组织（World Health Organization，WHO）将药物警戒定义为：发现、评估、理解和防范不良反应或者任何其他与药物相关问题的科学和活动[1]。可以说，药物警戒工作是一项技术含量较高的工作。他不是一个机构、一个部门能完成的，需要多方的通力配合，也不是一蹴而就的权宜之计。持有人应当建立药物警戒体系，通过体系的有效运行和维护，确保药物警戒活动的高质量开展。

本章立足《规范》总则部分，试图指导各位持有人和获准开展药物临床试验的药品注册申请人（以下简称"申办者"）了解、认识药物警戒的起源、我国药物警戒工作的开展现状等，进一步帮助持有人领会《规范》的重要意义。

第一条　为规范药品全生命周期药物警戒活动，根据《中华人民共和国药品管理法》《中华人民共和国疫苗管理法》等有关规定，制定本规范。

第二条　本规范适用于药品上市许可持有人（以下简称"持有人"）和获准开展药物临床试验的药品注册申请人（以下简称"申办者"）开展的药物警戒活动。

药物警戒活动是指对药品不良反应及其他与用药有关的有害反应进行监测、识别、评估和控制的活动。

第三条　持有人和申办者应当建立药物警戒体系，通过体系的有效运行和维护，监测、识别、评估和控制药品不良反应及其他与用药有关的有害反应。

第四条　持有人和申办者应当基于药品安全性特征开展药物警戒活动，最大限度地降低药品安全风险，保护和促进公众健康。

第五条　持有人和申办者应当与医疗机构、药品生产企业、药品经营企业、药物临床试验机构等协同开展药物警戒活动。鼓励持有人和申办者与科研院所、行业协会等相关方合作，推动药物警戒活动深入开展。

1.1 药物警戒历史沿革

1.1.1 国际药物警戒历史沿革

1.1.1.1 药品不良反应受到关注

早在公元 131~201 年，希腊医生盖伦（Galen）就提出药品由于剂量不同，对患者都有轻微的、较强的、有害的甚至是致死的作用。18 世纪甘汞（氯化亚汞）在美国广泛用于治疗黄热病的暴发，发现临床汞中毒的症状包括持续性流涎、牙齿松动、面颊坏疽、下颌骨骨髓炎等。尽管外界对此药持怀疑态度，但当时对许多医生来说，甘汞仍为"包治百病的灵丹妙药"。1881 年 Lewin 博士出版《药物的不良反应》（*Untoward Effects of Drugs*），这是西方医学史上第一本有关药品不良反应的书籍，首次记载了药物治病（benefit）与致病（risk）的双重作用，但并未引起大家的高度关注，人们对药品危害知识还是极度缺乏，相关的国际标准及法规也不完善。

综上所述，早期国际医学界已提出部分药物在治疗过程可能出现的不良反应，加之部分学者通过出版著作告知药物除了治病外也能致病，标志着药品不良反应开始逐步进入人们视野。

1.1.1.2 药品不良反应受到重视

1937 年，美国发生了"磺胺酏剂事件"（Elixir of Sulfanilamide），该药品为用于儿童患者的新型磺胺口服液，为方便儿童服用，制药公司在口服液中添加了一种名为"二甘醇"的新型矫味剂。上市后不久出现逾百人服药后死亡，调查发现引发这一惨剧的元凶正是矫味剂"二甘醇"。磺胺酏剂事件促使国会 1938 年通过《联邦食品、药品和化妆品法》（*Federal Food, Drug, and Cosmetic Act*, FDCA），要求制药企业在申请新药上市之前必须进行动物实验，并需由美国食品药品管理局（FDA）审评，才能上市销售。

而 1961 年的沙利度胺（thalidomide，反应停）事件，让药品安全问题在全球范围内掀起了极度关注的热潮，强化了国际社会对药品安全问题的重视。

20 世纪 60 年代前后，欧美至少 15 个国家的医生都在使用沙利度胺（又被称为"反应停"）治疗妇女妊娠反应，于是"反应停"被大量生产、销售，仅在联邦德国就有近 100 万人服用过"反应停"，但不久后导致了成千上万的畸形婴儿产生，这些胎儿四肢特别短小，被称为"海豹儿"。截至 1963 年由于服用该药物而诞生了 12000 多名形状如海豹一样的可怜的婴儿，堪称史上最大的药害事件。

WHO 紧接着在 1962 年发起了一项关于促进安全用药的方法学研究，以及开发药品不良反应监测系统，并在 1968 年全球范围内推行国际性药品合作监测计划，旨在收集和交流药品不良反应报告，实现药品不良反应信息在成员国之间的共享。此外，多个国家例如英国、日本、法国先后在 1964 年、1969 年、1970 年开始建立各国的药品不良反应监测系统，实行药品不良反应报告制度。

综上，这一时期药品不良反应已经逐渐受到重视，WHO 在开发不良反应监测系统、实施不良反应报告制度方面具有先行的引领作用，在提高不良反应关注程度方面作出了巨大贡献。部分国家紧跟 WHO 脚步，为实现各国间药品不良反应信息监测与交换而努力。标志着人们开始重视关注药品不良反应，是对药品不良反应开始进行监测的重要转型期。

1.1.1.3 药物警戒概念的第一次提出

1974 年，法国首先提出了"药物警戒"的概念，但并未给出明确的定义。尽管法国开展药物安全监测比最早建立药物监测体系的欧美国家晚了 10 余年，但却通过这个概念赋予了药物安全以新的内涵。其主要的创新在于，对药物警戒理论进行了比较科学性的描述，即药品不良反应的发现、评价、理解和防范是药物警戒工作强调的重点内容，而不是对药品不良反应信息收集进行简单的监测[2]。

这表明，当时的药物警戒已经从仅仅监测、关注不良反应到去主动发现、评价、理解和防范药品不良反应，但也仅停留在研究由药物本身导致的药品不良反应，即合格药品在正常用法用量下出现的与用药目的无关的有害反应。

1.1.1.4 药物警戒概念的进一步拓展

1992 年，欧盟某专家组经过讨论，首次定义了"药物警戒"，将其解释为："对药品，特别是对其在正常用法用量下出现的非需要的效应，进行有关信息收集与评价的体系，也应包括常见的药物误用（misuse）与严重的药物滥用（abuse）信息的收集"。此时药物警戒关注的内容已经被扩展了。同时期，法国药物流行病学家 Begaud 在其专著中给出了药物警戒的释义[3]：药物警戒是监测和防止药品不良反应的所有方法，不仅是药物上市后的监测，还包括药物在临床甚至临床前研制阶段的监测。

这期间，药物警戒已经从仅仅关注由于药物本身设计导致的不良反应，扩展到由于药物误用和药物滥用导致的所有与用药无关的反应，同时提出药物警戒的范围从药品上市后扩展至药品上市前的临床试验阶段以及药品临床前的药学设计阶段。

1.1.1.5 药物警戒概念的进一步完善

1999 年和 2000 年，药物警戒涵盖的内容被扩充为[4]：草药、传统药与补充药品、血液制品、生物制剂、医疗器械、疫苗。2001 年，药物警戒的定义进一步涵盖为[5]："药品不良反应监测的结果中发现的用药错误（medication error，ME）与治疗失败；报告这些错误与失败，以尽量减少医源性问题，并促使合理、安全用药；报告这些错误与失败，以发现药品质量问题，并促使药物合理生产与经营"。直到 2002 年，WHO 在一份关于"药物警戒的重要性—医药产品的安全性监测"的文件中将药物警戒定义为：发现、评估、理解和防范不良反应或者任何其他与药物相关问题的科学和活动[6]。

随着药物警戒工作在社会实践中得到广泛运用，人们逐渐对药物警戒科学内涵有了更加深刻的认识。从药物警戒定义的内涵剖析，药物警戒除了关注药品上市后监测中早期发现的药品不良反应／事件的相关信号，也注重在研发及临床使用过程中可能发生的任何与用药风险相关的损害等。因此，一切涉及药物安全信息的发现、理解与预防相关工作都应该被包括在药物警戒的工作中来。

截至目前，国际社会中药物警戒关注重点可以概括为以下几个方面：药品不良反应、药物误用、药物滥用、假药和劣药、药品过量引起的急慢性中毒、药物的相互作用、药物的用法错误等所致的、潜在的药品安全性问题。随着社会的不断进步，相信药物警戒在未来的实践运用中，还可能会扩展更多的工作内容。

1.1.2 中国药物警戒历史沿革

1.1.2.1 传统药物警戒思想发展过程

我国传统药物警戒思想是伴随着人们对中药毒性的认识而产生的。战国秦汉时期，中医学奠基之作《黄帝内经》中有"必齐毒药攻其中"和"毒药治其内"的论述。汉代，医药学家对中药毒性的认识更加明确，药物警戒思想初步形成。东汉后期成书的经典医学著作《伤寒杂病论》中亦有关于药物剂量控制原则的阐释。南北朝陶弘景《本草经集注》的问世标志着药物警戒思想发展取得新的突破，首次系统整理了"畏恶反忌""服药食忌"等药物警戒内容。隋唐时期，我国传统药物警戒思想进一步深化发展。宋代，寇宗奭在前世有关毒药使用剂量论述的基础上，强调应根据患者和疾病的具体情况确定毒药的用量。金元时期，提出了经典的配伍禁忌"十八反""十九畏"。明清时期，张景岳强调凡药皆有毒。李时珍《本草纲目》对历代本草中的传统药物警戒思想进行了综述，共收载毒药361种，亦按毒性大小分为大毒、有毒、小毒、微毒四个级别。清代医药学家对药物毒性分级的认识更加细化，如汪昂突破前世本草四级分类法，将有毒药物分为了五个等级。

传统医药学历来重视药物毒性和用药安全，传统的药物警戒体现在中医药区分"毒"与"药"中。古代本草医籍中蕴涵着大量安全用药相关的论述，主要包括服药禁忌、配伍及炮制等减毒方法、有毒中药的剂量控制原则、中药毒性分级以及中毒解救等内容。可以看出我国传统药物警戒思想是伴随着人们对中药材毒性认识而产

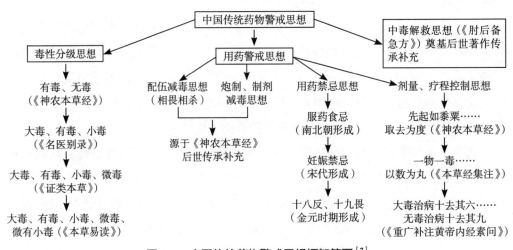

图1-1 中国传统药物警戒思想框架简图[7]

生和发展的，其理论框架初成于汉末魏晋时期，至金元时期内容趋于成熟，明清时期得到进一步充实与发展。

1.1.2.2 当代药物警戒发展过程

1.1.2.2.1 药品不良反应监测体系发展历程

我国药品不良反应监测可以追溯至 20 世纪 50 年代。中华人民共和国成立之后，国家建立了南北两个青霉素生产基地，分别是上海第三制药厂和华北制药厂，为青霉素的大规模工业化量产奠定了基础。随后，在广泛的临床实践中逐步发现了越来越多的青霉素不良反应。针对青霉素不良反应较为严重的问题，原卫生部建立青霉素严重不良反应报告系统，用于专门接收青霉素的不良反应报告。可以说，从"发现、评价、理解到防范药品不良反应"的药物警戒行为初显雏形。

1979 年，卫生部考察组到英国、瑞典、WHO 总部、美国进行考察。1983 年，组织起草《药品毒、副反应报告制度》，后更名为《药品不良反应监察报告制度》。这是第一份专门针对建立"药品不良反应监察报告制度"的技术文档。虽未实施，但对在我国建立监察报告制度的可行性有了认识和积累。

1974 年，法国学者提出了"药物警戒"一词。我国工作人员在对法国卫生事业管理进行考察后发表相关报告，1985~1986 年"药物警戒"一词首次在我国出现。

1988~1990 年，卫生部在北京、上海、湖北、广东、黑龙江等 5 省市 14 家医疗机构率先试行药品不良反应报告制度，多渠道收集病例，为加入 WHO 国际药物监测合作计划做准备。

1989 年 11 月，我国成立卫生部药品不良反应监察中心，这意味着国家级药品不良反应监测专业机构的诞生。其主要任务是对我国的药品不良反应监察进行业务技术组织工作；收集、整理、分类、储存与评价来自各地的药品不良反应病例报告资料；在药品安全性方面向药品监督管理部门提供咨询；指导临床合理用药、安全用药等。

1991 年，卫生部召开药品不良反应监察试点工作总结会，我国药品不良反应监察报告制度正式实施迈出首要一步。

1998 年，国家药品监督管理局正式成立。同年，我国正式成为 WHO 国际药物监测合作计划成员国。1999 年，卫生部药品不良反应监察中心并入国家药品监督管理局药品评价中心，更名为国家药品不良反应监测中心，负责全国上市后药品的安全性监测和技术评价工作。

1999 年 11 月 26 日，首个不良反应监测制度文件《药品不良反应监测管理办法

（试行）》颁布并实施，宣告我国进入全面试点的新阶段。2001年12月1日施行的《中华人民共和国药品管理法》明确"国家实行药品不良反应报告制度"。

至此，历经单个药品的不良反应报告、监察报告制度试点探索、国家药品监管部门和监测机构正式成立、不良反应报告制度正式实施，我国药品不良反应监测工作进入新的发展阶段。

随后，为落实药品不良反应报告制度，国家相继发布一系列法律法规、部门规章和规范性文件，为开展药品不良反应监测工作提供法律依据。对药品不良反应的认识统一为合格药品在正常用法用量下出现的与用药目的无关的有害反应，即合格药品与生俱来的一个正常反应，由药物本身固有的缺陷所导致。但在具体实践过程中，我国药品不良反应监测到的信息更多的是有关药物聚集性信号，以及由于生产、流通等因素导致的药品质量问题，而对由药物本身缺陷导致的不良反应关注与收集较少。

2012年1月，国务院印发《国家药品安全"十二五"规划》，将药品不良反应报告和监测纳入国家药品安全规划。规划提出提升药品安全监测预警水平，健全药品上市后再评价制度。2017年2月，《"十三五"国家药品安全规划》提出强化监测评价体系建设。完善药品不良反应监测机制，创新监测评价手段，扩大监测覆盖面。督促企业落实监测主体责任。推动了我国药品不良反应监测与评价工作快速发展。

2019年，新修订《中华人民共和国药品管理法》（以下简称《药品管理法》）明确国家建立药物警戒制度。建立药物警戒制度既为法律意志，也为行业所盼。与药品不良反应监测相比，新修订《药品管理法》引入的药物警戒概念范围更宽、内容更广。药物警戒将关注的范围从上市后扩展至药品的全生命周期，且更加关注药品在人体的使用风险，不仅包含药品本身固有的缺陷，也包含药品质量问题等其他与用药相关的有害反应。历经数十年的发展与积累，我国正式步入药物警戒新时代。

1.1.2.2.2 药品不良反应监测体系建设模式

依据药品监管工作需要和相关法律法规规定，我国大力加强药品不良反应监测体系建设。

A. 行政监管：健全的监管体系是做好药品不良反应监测工作的组织保证。目前，我国已形成国家、省、市、县四级药品安全行政监管体系。国家药品监督管理局将不良反应监测工作作为上市后药品安全监管的重要内容，主管全国药品不良反应报告和监测工作，省级药品监督管理部门以及市（区）、县级市场监督管理部门主管本行政区域内的药品不良反应报告和监测工作。各级药品监管部门组成的药品监管系统履行药品不良反应监测工作的全面管理职责，形成了我国药品不良反应监测工作的行政管理体系。

B. 技术体系：科学完备的监测评价体系是药品安全监管的重要技术支撑。目前，我国已建立由国家药品不良反应监测中心、34 个省级药品不良反应监测机构（包括 31 个行政省、自治区、直辖市药品不良反应监测中心、解放军药品不良反应监测中心、国家卫生健康委员会计划生育药具不良反应监测中心、新疆生产建设兵团食品药品审评核查中心）、400 余个地市级药品不良反应监测机构、2000 余个县级不良反应监测机构组成的相对完整的国家、省、市、县四级药品不良反应监测体系（2019 年统计结果）。

2020 年 7 月，《国家药监局关于进一步加强药品不良反应监测评价体系和能力建设的意见》发布，对强化体系建设提出了指导性意见，明确了药品不良反应监测评价工作的六项目标、九项任务和三大保障，为各级监测机构监测评价体系和能力建设明确了工作指引和努力方向。

2021 年 5 月，《国务院办公厅关于全面加强药品监管能力建设的实施意见》中第十项重点任务提出"建设国家药物警戒体系。加强药品、医疗器械和化妆品不良反应（事件）监测体系建设和省、市、县级药品不良反应监测机构能力建设"。2021 年 12 月，国家药品监督管理局等八部门联合印发《"十四五"国家药品安全及促进高质量发展规划》，明确了"十四五"时期的主要发展目标，"十四五"期末，要实现技术支撑能力明显增强，全生命周期药物警戒体系初步建成。对建设国家药物警戒体系、提升技术支撑能力提出了迫切要求。

C. 信息系统：信息系统作为开展药品不良反应监测和评价工作的重要工具，在药品上市后监管工作中发挥了极为重要的作用。我国的药品不良反应监测系统发展历经纸质填报、单机软件填报和智能化网络直报的不同阶段，目前已经可以支持 80 余万家医疗机构、生产企业、经营企业用户在线实时报告，支持各级监测机构在线汇总统计、分析评价。

2001 年至 2003 年 11 月，我国使用单机版软件收集药品不良反应 / 事件报告，为各省级监测中心提供了初级报告手段，借助此种方式收集到药品不良反应报告 6 万余份。

2003 年 11 月，覆盖全国的药品不良反应监测网络正式上线运行，实现了全国药品不良反应病例报告在线录入的目标。监测网络采取"逐级报告和评价"机制，自上线运行至 2012 年，收集药品不良反应报告超过 400 万份。

2012 年 12 月，国家药品不良反应监测系统建设项目竣工验收并正式上线运行。系统具有药品不良反应 / 事件报告收集、数据处理和分析利用三大功能群。

2019 年 1 月，药品上市许可持有人药品不良反应直接报告系统上线运行，助力持有人落实主体责任。建设 E2B 数据传输途径，2020 年 1 月，E2B（R3）直报功能正式上线，推进了 ICH E2B（R3）在我国的转化实施。

D. 体系建设模式：当前，各级药品监督管理部门和各级药品不良反应监测机构坚持"全国一盘棋"思维，稳步推进体系和能力建设，加快构建"一体两翼"工作格局。"一体两翼"即以药品不良反应监测机构为专业技术机构、持有人依法履行企业主体责任、医疗机构依法履行报告责任的工作格局。

一方面，要完善"一体"建设。首先进一步加强与药物警戒制度相适应的监测机构建设，合理设置内设机构，全面做好省级、市级机构建设；其次，要努力提升监测评价能力，加强队伍建设和人才培养，提高信息收集、风险识别、应急处置以及综合分析评价等能力，为药品监管提供有力支撑；第三，各级监测机构要紧密配合主管部门，建立与卫生健康等部门的长效沟通机制。

另一方面，要加强"两翼"建设。首先，各级监测机构要指导持有人依法履行安全主体责任，建立健全药物警戒体系，及时报告产品不良反应 / 不良事件、年度报告、定期安全性更新报告（定期获益 – 风险评估报告）等，加强产品风险获益评价，主动采取有效的风险控制措施。协助监管部门督促持有人落实主体责任，加大对持有人及其代理人药物警戒工作的检查力度；同时，要加强与医疗机构沟通合作，指导其建立和完善药品不良反应报告和监测管理制度，依法履行报告责任，充分发挥医疗机构在报告评价等方面的专业优势，提升数据分析评价科学性和准确性。

在新制度体系以及药品安全监管的新形势、新任务、新要求下，亟须有关各方共同努力，建立健全药物警戒制度、建设国家药物警戒体系、提升技术支撑能力，以期更好发挥药物警戒风险防范作用，推动我国药物警戒工作水平接轨国际，促进提升药品监管工作科学化、法治化、国际化、现代化水平。

1.1.3 小结

无论是国际上还是我国药物警戒的演化历史，都经历了相似的过程。从认识药品不良反应、重视药品不良反应、系统收集药品不良反应，到如今关注除药物本身固有缺陷以外的药品质量问题等其他与用药相关的有害反应，并将关注范围从上市后外延至全生命周期。

可以看出，药物警戒不仅局限于药品整个生命周期的安全性问题，更包含有效性等其他与药品相关的活动和问题，体现了对药品问题的全方位管理。其最终目的是通过对药品全生命周期实施全程警戒，提高临床合理、安全用药水平，保障公众用药安全，提高公众生活质量。

建立药物警戒制度、发布《药物警戒质量管理规范》等一系列国家实施的举措，表明我国药物警戒已从"以药物为中心"转移到"以人民健康为中心"，更加关注患者的用药安全。这体现了"以人民健康为中心"的精准定位，也是对我国"以人为本"理念的具体落实。

1.2 国际药物警戒相关制度简介

国际医学科学组织理事会（Council for International Organizations of Medical Sciences，CIOMS）、国际人用药品注册技术协调会（The International Council for Harmonisation of Technical Requirements for Pharmaceuticals for Human Use，ICH）、欧盟、美国等组织或国家，纷纷建立起适合科学规律与自身发展相结合的药物警戒体系，其药物警戒指南文件或相关制度有着各自的特点。

1.2.1 CIOMS 药物警戒工作指南

1986 年，CIOMS 成立了第一个药物警戒工作组，以探索、协调和规范制药企业向监管机构报告国际药品不良反应的方法。自 CIOMS Ⅰ——个例药品不良反应的快速报告指南（1990 年）发布以来，CIOMS 已经完成了多份工作指南并得到了国际社会的接受，并针对药物警戒不断发展的各个领域问题提出对策、建议，为各国的药物警戒工作提供了科学理论基础。

CIOMS 中与药物警戒有关的主要工作指南包括：个例药品不良反应的快速报告、定期安全性更新报告（PSUR）、获益 – 风险评估（PBRER）、标准 MedDRA 分析查询、研发期间安全性更新报告（DSUR）、药物警戒信号检测、医药产品风险最小化等。

一般而言，ICH 等国际组织在制定相关指南时，均会大量借鉴、吸收 CIOMS 的成熟经验。其对应关系大致如表 1–1 所示。

表 1–1　部分 CIOMS 工作指南、发表年份、中心议题及其 ICH 采纳情况

工作组	年份	中心议题	ICH 采纳情况
CIOMS Ⅰ	1990	个例药品不良反应的快速报告	E2A、E2D
CIOMS Ⅱ	1992	定期安全性更新报告（PSUR）	E2C
CIOMS Ⅲ	1995，1999	核心临床安全性信息（CSI）	—
CIOMS Ⅳ	1998	获益 – 风险评估（PBRER）	E2E

工作组	年份	中心议题	ICH 采纳情况
CIOMS V	2001	优良个案的管理和报告	E2C、E2D、E2E
CIOMS VI	2005	临床试验安全信息管理	—
CIOMS/WHO	2012	疫苗药物警戒的相关定义	—
CIOMS SMQ	2004	标准 MedDRA 分析查询	—
CIOMS VII	2006	研发期间安全性更新报告（DSUR）	E2F
CIOMS VIII	2010	药物警戒信号检测实践	—
CIOMS IX	2014	医药产品风险最小化的实用方法	—
CIOMS X	2016	证据综合与 Meta 分析	—

资料来源：CIMOS 官网

1.2.2 ICH E2 系列指导原则

ICH 指导原则中药物警戒相关规定主要集中在 E2 系列指导原则中。需要说明的是，在其他系列中，例如 M 系列，也有与药物警戒相关的内容。

《E2A—临床安全性数据管理：快速报告的定义和标准》快速报告的目的是让政府管理者、研究者以及其他相关人员注意严重不良反应最新的重要信息。ICH E2A 指导原则主要对临床试验期间快速报告体系的对象、报告要求、时限与形式进行了描述。

《E2B—临床安全数据的管理：个例安全报告传输的数据元素》ICH E2B 规定了上市前后个例安全报告（individual case safety report，ICSR）的电子化传输标准，目前已更新至 3 版 ICH E2B（R3）。

《E2C—定期获益 – 风险评估报告》（PBRER）在对报告期内所产生的药品安全性信息进行总结的定期安全性更新报告（periodic safety update report，PSUR）的基础上，ICH E2C（R2）提出了定期获益 – 风险评估报告（periodic benefit–risk evaluation report，PBRER），由主要总结一段时间内的安全性数据，转变为在药品整个生命周期内的累积数据基础上综合评估该药品风险 – 获益特性的一种工具。

《E2D—上市后安全数据的管理：快速报告的定义和标准》ICH E2D 主要对药品上市后快速报告体系的来源、对象、报告要求与形式进行了描述。

《E2E—药物警戒计划》ICH E2E 要求药品上市许可持有人（MAH）在提供新药上市申请的文件时一并呈交安全性详述（safety specification）和药物警戒计划（pharmacovigilance plan）[8]。

《E2F—研发期间安全性更新报告》研发期间安全性更新报告（DSUR）旨在为ICH 区域内处于研发阶段的药物（包括已上市但仍在进一步研究的药物）的定期报告提供统一标准。

总体而言，ICH E2 系列指导原则强调 MAH 必须主动、系统、持续地进行风险管理、风险再评估，以确保药物在临床研究中或药品上市后的安全、风险与获益的平衡。在药物生命周期的全过程，MAH 应主动综合运用科学手段来发现、评估、沟通风险信息，并采取相应的措施确保风险最小化，从而建立或维持良好的安全、风险与获益的关系，保障患者用药安全。

1.2.3 欧盟药物警戒制度文件

2008 年欧盟委员会提出药物警戒的新立法建议，目的是建立一个与药品风险管理有关的综合监管框架。该立法建议于 2010 年 12 月通过，即颁布法规 Reg（EU）No1235/2010 和指令 Dir2010/84/EU，对法规 Reg（EC）No726/2004 和指令 Dir2001/83/EC 中药物警戒部分内容进行修改和补充，此次立法同时伴有具体实施条例发布，2012 年 6 月欧盟委员会发布了药物警戒新立法的实施条例，即 Reg（EU）No520/2012。

2012 年 7 月起，欧盟开始实施新的药物警戒法规，为了更好地促进新法规的实施，欧洲药品管理局制定《药物警戒规范指南》（Good Pharmacovigilance Practices，以下简称"欧盟 GVP 指南"），作为欧盟药物警戒工作的新准则，替代《欧盟药品管理法规》中《人用药品药物警戒指南》。故而，Reg（EC）N0726/2004（REG）、D200183/C（DIR）、委员会实施条例（IR）以及欧盟 GVP 指南，为欧盟药物警戒新法规体系的基础（表 1-2）。

表 1-2 欧盟药物警戒体系法律框架主要法规文件

名称	类型	发布时间	发布单位	主要内容
2001/83/EC	指令	2001.11	欧洲议会、欧盟理事会	第九章详细规定药物警戒内容
726/2004/EC	法规	2004.03	欧盟理事会	建立药品上市审批和监测的管理程序
人用药品风险管理体系指南	指南	2005.11	欧洲药品管理局	指导 MAA/MAH 根据欧盟法规要求完成风险管理体系对其的要求，介绍如何将风险管理体系通过风险管理计划表现出来

名称	类型	发布时间	发布单位	主要内容
EudraLex: Art9a 人用药药物警戒指南	指南	2007.03	欧盟委员会	详细规定欧盟药物警戒内容，后被 GVP 指南取代
1235/2010/EU	法规	2010.12	欧盟理事会	强化上市后药品安全性监测，改善药品风险获益平衡
2010/84/EU	指令	2010.12	欧盟理事会	强化上市后药品安全性监测，改善药品风险获益平衡
520/2012/EU	法规	2012.06	欧盟委员会	Reg（EU）NO1235/2010/EU 和 Dir 2010/84/EU 的实施条例
1027/2012/EU	法规	2012.10	欧盟理事会	修订 Reg（EU）NO 1235/2010/EU 的不足
2012/26/EU	指令	2012.10	欧盟理事会	修订 Dir 2010/84/EU 中的不足
GVP	指南	2012 至今	欧洲药品管理局	指导具体的药物警戒工作

目前欧盟正在制定的 GVP 指南如表 1-3 所示。

表 1-3　欧盟 GVP 指南

模块	内容	生效时间
I	药物警戒系统及质量体系	2012.07
II	药物警戒系统主文件	2017.03
III	药物警戒检查	2014.09
IV	药物警戒审计	2015.08
V	风险管理体系	2017.03
VI	药品不良反应的收集、管理和报告	2017.11
VII	定期安全性更新报告	2013.12
VIII	上市后安全性研究	2017.10
IX	信号管理	2017.11
X	额外监测	2013.04
X V	安全性沟通	2017.10
X VI	风险最小化措施：工具和有效性指标的选择	2017.03

1.2.4　美国药物警戒制度文件

美国是全球最早关注药物安全的众多国家之一，关于药物警戒的相关工作开展在世界范围内处于领先地位，目前已经形成完善的组织机构、法律法规体系和药品风险管理模式。美国的药物警戒法律体系分为 3 个层面，包括法律、法规和指南文件[9]。

1.2.4.1 法律

药物警戒相关法律由美国国会批准，总统签署，FDA 强制执行。主要包括《联邦食品、药品和化妆品法》（*Federal Food，Drug，and Cosmetic Act*，FDCA）和《处方药使用者收费法》（*Prescription Drug User Fee Act*，PDUFA）等。FDCA 是美国关于食品、药品和化妆品的基本法律，共分十章，FDA 90% 的工作均涉及该项法律的内容。

FDCA 中与药物警戒紧密相关的章节是 §355 部分，其内容规定卫生和公众服务部部长（以下简称"部长"）应研究上市后风险识别和分析方法，建立上市后风险识别和分析体系，并与公众、学术界和私人团体建立合作以提供先进的药品安全数据分析方法，同时还规定部长应常规每两周检查不良事件报告系统数据库，并在网站发布不良事件报告系统识别出的任何新的安全信息或严重潜在风险信号的季度报告；在信息沟通方面，规定部长应通过以下措施提高药品相关信息的透明度，让患者和医务人员更好地获得药品相关信息：①开发并维护内部网站，确保网站提供全面的信息，包括供患者使用的药品说明书/标签、用药指导及 FDA 发布的最新药品安全信息和警示等；提供通过主动监测措施获得的经过评价和汇总的数据；药品获批后 18 个月或者用药人群达到 10 000 以上时，汇总分析收集的该药品不良事件，包括任何新风险、潜在风险或已知风险程度变化的识别；使患者、医务人员及临床试验申办者能够通过网站提交不良事件报告等。②发布药品说明书。③FDA 风险沟通顾问委员会对于药品安全信息以及生产厂家与患者针对药品安全信息的沟通等进行全面审查和评估。

FDCA §355–1 部分对风险评估和控制策略（risk evaluation and mitigation strategies，REMS）进行了详细规定，FDA 并不要求所有药品都制定 REMS，而是在药品被批准上市前综合各种因素，并咨询相关部门后决定该药品是否需要制定 REMS。REMS 必须含有评估时间表，此外还可包括针对患者的用药指导和或包装说明书、针对医务人员的沟通计划、确保药物安全使用要素以及实施系统，例如开具此药品处方的医生或医疗卫生机构应获得相关认证，药品只能在特定医疗卫生机构（如医院）中开具给患者，开具给患者的药品应附有在何种情况下可安全使用的证据或其他文件等。FDA 可要求生产企业在药品生命周期的任何阶段制定 REMS，例如新药申请阶段、简略新药申请阶段、生物制品许可申请阶段等。如果 FDA 要求已获批准的持有人为上市药品制定 REMS，持有人应在 120 日内制定并提交 REMS 方案。

1.2.4.2 法规

美国《联邦法典》（*Code of Federal Regulations*，CFR）是美国联邦政府各行政部门在联邦公报上发布的一般性和永久性法规的汇编。这些法规通过公示和修订之后，最终定稿并发布在 CFR 中。FDA 通过发布相关法规，对相应法律所阐述的一般标准和要求进行详细解释和说明，其中 CFR 第 21 卷是针对食品和药品的管理条款，而药物警戒相关的法规均收录于该卷章节中，与上市后安全监管相关的主要法规包括：21CFR201.56 规定人用处方药和生物制品的说明书内容及模板；21CFR314.80 "上市后药物不良事件报告"规定上市产品用于已批准适应证时需要递交到 FDA 的报告类型和时限等；21CFR314.98 "上市后报告"规定了通过简化新药申请的药品不良事件报告及记录；21CFR201.10（c）"药品成分说明"说明了一些药品说明书可能误导患者的原因；21CFR600.80 "部分药物不良事件上市后报告"规定了包括生物制品在内的人用药品上市后安全报告递交要求和时限等（表 1–4）。

表 1–4　FDA 药物警戒法律法规框架

法规来源	条目	内容
联邦食品、药品和化妆品法（FDCA）	505（k）	上市后风险识别与分析
	505（o）	上市后研究或上市后临床试验、修改安全标签
	505（r）	上市后针对患者、医护人员的药品安全性信息
	505–1	风险评估和控制策略（REMS）
联邦法典（21CFR）	312.32	IND 安全报告
	314.80	上市后 15 天的"警戒报告"、定期药品不良反应报告
	314.81	现场警报报告、年度报告、其他报告（广告和促销标签、特别报告、通知永久停产或制造中断）
	314.98	上市后报告

1.2.4.3 指南文件

FDA 发布了若干指南文件，以指导企业开展药物警戒工作。指南文件是 FDA 对各种特定主题给出的指导意见，其特点是为使企业达到相关法规规章要求而提供的帮助和可行建议，指南本身不具有法律强制力。FDA 已经发布了多个关于上市后安全工作的指南，用于指导生产企业开展上市后安全工作。例如 2001 年 FDA 颁布了《人用药品和生物制品包括疫苗的上市后安全报告指南》，该指南规定了上市后安全报告的主体、报告的种类和单个病例报告包含的数据成分，并要求安全报告主体建立药品不良事件的收集、报告、监测和评价等方面的标准操作流程；2005 年 3 月，FDA 发布了关于药品风险管理方面的 3 个指南，分别是《上市前风险评估指南》《药物警戒管理规范和药物流行病学评估指南》(*Good Pharmacovigilance Practices and Pharmacoepidemiologic Assessment，Pharmacovigilance Guidance*)、《风险最小化行动计划的制定和应用指南》(*Development and Use of Risk Minimization Action Plans，Risk MAP Guidance*)；2009 年 10 月，FDA 公布了《REMS 格式及内容、评估、修改指南》，该指南是 FDA 根据 2008 年 2 月 FDCA 更新要求公布的指南，FDA 指出 REMS 的制定应遵守此要求。目前 FDA 共发布 10 多个与 REMS 相关的指南文件。2012 年 3 月 FDA 发布《药物安全信息 –FDA 与公众的沟通指南》，以增加向公众发布药品安全信息的公开性和透明度；此外，FDA 还分别于 2015 年 9 月及 2016 年 9 月发布《REMS：修订指南》《确定 REMS 必要性的因素》，这些指南文件帮助生产企业理解何种情况下应制定 REMS 以及如何根据要求对 REMS 进行修改等。2017 年 10 月发布《REMS 文件的格式和内容指南（草案）》，对《REMS 格式及内容、评估、修改指南》（2009 年）进行了修订（表 1–5）。

表 1–5 部分典型 FDA 药物警戒指南

指南来源	内容条目
药物警戒管理规范和流行病学指南	识别和描述安全性信号
	药物流行病学评估和安全性信号解读
	制定药物警戒计划
上市前风险评估指南	对研发期间药品而言，应如何以循证风险评价来确定药品风险的性质，以及获益关联的风险程度
REMS 文件的格式和内容指南（草案）	FDA REMS 监管与考量 REMS 文档格式和内容要求 REMS 申请、发布流程

1.3 中国药物警戒现状简介

1.3.1 中国药物警戒法规制度建设情况

在我国药品安全监管和药物警戒发展过程中，一系列法律法规和规范性文件等相继发布，对推动药物警戒制度建立健全、促进持有人履行药品安全主体责任，保障人民群众用药安全发挥了重要作用。本章节重点对我国药物警戒相关法律法规进行总结，以展现我国药物警戒法规制度建设的整体发展脉络。

1984 年版《中华人民共和国药品管理法》第四十八条既已提出："药品生产企业、药品经营企业和医疗单位，应当经常考察本单位所生产、经营、使用的药品的质量、疗效和不良反应"。

2001 年修订的《中华人民共和国药品管理法》第七十一条规定："国家实行药品不良反应报告制度。药品生产企业、药品经营企业和医疗单位，必须经常考察本单位所生产、经营、使用的药品质量、疗效和不良反应。发现可能与用药有关的严重不良反应，必须及时向当地省、自治区、直辖市人民政府药品监督管理部门和卫生行政部门报告"。

2004 年，卫生部与国家食品药品监督管理局联合发布《药品不良反应报告和监测管理办法》，明确各级卫生行政主管部门、各级食品药品监督管理部门、各级药品不良反应监测机构职责，明晰药品生产、经营使用单位罚则条款，细化不良反应报告要求。

2006 年，《药品说明书和标签管理规定》要求"药品说明书应当充分包含药品不良反应信息，详细注明药品不良反应。药品生产企业未根据药品上市后的安全性、有效性情况及时修改说明书或者未将药品不良反应在说明书中充分说明的，由此引起的不良后果由该生产企业承担"。

2009 年，《中共中央、国务院关于深化医药卫生体制改革的意见》中指出："加强药品不良反应监测，建立药品安全预警和应急处置机制"。

2010 年，我国《药品生产质量管理规范》中明确提出，要建立药品不良反应报告和监测管理制度，设立专门机构和专职人员，主动收集药品不良反应、记录、评价、调查、处理不良反应，采取措施控制风险，按要求向药品监管部门报告。

2011 年，《药品不良反应报告和监测管理办法》（卫生部令第 81 号）发布实施。在 2004 年基础上，对个例药品不良反应、群体不良事件报告与处置、定期安全性更新报告、药品重点监测、评价与控制、信息管理、职责和法律责任等进行详细说明。对我国药品生产、经营企业和医疗机构进行药品不良反应报告和监测进行明确规定。

2017 年 6 月，我国正式成为 ICH 成员国，药品监管与国际全面接轨步入快车道。同年 10 月，国务院发布《关于深化审评审批制度改革鼓励药品医疗器械创新的意见》，提出要加强药品医疗器械全生命周期管理，建立持有人直接报告不良反应和不良事件制度，并第一次明确提出上市许可持有人承担不良反应和不良事件报告的主体责任。

2018 年 1 月，《食品药品监管总局关于适用国际人用药品注册技术协调会二级指导原则的公告》（2018 年第 10 号）发布，明确适用 M4、E2A、E2D、E2B（R3）、

M1 五个 ICH 二级指导原则。2020 年 7 月，《国家药监局关于可适用〈E2C（R2）：定期获益 – 风险评估报告（PBRER）〉国际人用药品注册技术协调会指导原则的公告》（2020 年第 86 号）发布。

2019 年新修订的《中华人民共和国药品管理法》正式将"药物警戒"纳入法律，明确提出国家建立药物警戒制度，对药品不良反应及其他与用药有关的有害反应进行监测、识别、评估和控制；同时明确对药品管理实行药品上市许可持有人制度，持有人依法对药品的非临床研究、临床试验、生产经营、上市后研究、不良反应监测及报告与处理等承担责任。

2020 年新修订的《药品注册管理办法》发布，明确药物临床试验期间，申办者对不良反应的报告、处置要求。

2021 年 5 月 13 日，我国第一部《药物警戒质量管理规范》出台，为我国实施全生命周期的药物警戒工作奠定法规基础，对构建药物警戒制度体系、规范药物警戒活动、引导企业建立与国际接轨的药物警戒质量管理体系等具有重要里程碑意义。

为了落实上述法律法规及公告要求，国家药品监督管理局组织国家药品监督管理局药品评价中心开展了相关技术标准研究工作，制定和发布了一系列相关的技术文件和规范，主要如下：①2012 年，发布《药品定期安全性更新报告撰写规范》，规范和指导药品生产企业撰写药品定期安全性更新报告，提高药品生产企业分析评价药品安全问题的能力；②2015 年，发布《药品不良反应报告和监测检查指南（试行）》，细化检查条款，推动药品生产企业实施药品不良反应报告和监测制度；③2018 年，发布《个例药品不良反应收集和报告指导原则》，遵循国际人用药品注册技术协调会（ICH）指导原则相关规定，规范持有人药品上市后不良反应监测与报告工作；④2019 年，发布《上市药品临床安全性文献评价指导原则（试行）》，规范持有人开展临床安全性文献的系统评价，提升持有人履职能力；⑤2020 年 1 月，发布《上市许可持有人药品不良反应报告表（试行）》及填表说明，指导持有人报告个例药品不良反应；⑥ 2020 年 6 月，发布《药物警戒委托协议撰写指导原则（试行）》，规范药物警戒委托工作，确保有效开展上市后药品不良反应及其他与用药有关的有害反应监测、识别、评估和控制工作；⑦ 2020 年 7 月，公布《E2C（R2）：定期获益 – 风险评估报告（PBRER）》中文翻译稿和问答文件；⑧ 2022 年 2 月，发布《药物警戒体系主文件撰写指南》，指导持有人创建和维护药物警戒体系主文件，确保药物警戒体系的合规性，保障药物警戒活动的有序开展以及对药物警戒体系的持续改善；⑨ 2022 年 4 月，发布《药物警戒检查指导原则》，指导药品监督管理部门科学规范开展药物警戒检查工作，督促持有人落实药物警戒主体责任。原国家食品药品监管总局印发的《药品不良反应报告和监测检查指南（试行）》（食药监药化监〔2015〕78号）废止；⑩ 2022年5月，发布《药品上市许可持有人MedDRA编码指南》，指导持有人在药品上市后不良反应报告相关工作中使用《M1：监管活动医学词典（MedDRA）》编码相关医学术语。

药物警戒法规体系的逐步完善，为我国持有人规范开展药物警戒活动和有效运行药物警戒体系提供了法律依据和制度基础，极大地推动了我国制药行业药物警戒能力和水平提升，有力有效促进了我国药物警戒制度建立健全。

1.3.2 中国药物警戒工作整体情况

我国建立药物警戒制度，明确持有人是药物警戒工作的责任主体，开展药物警戒活动是持有人必须履行的义务。下面主要回顾近十余年来全国药品不良反应报告情况、从药品不良反应监测、识别、评估和控制等方面来总体介绍我国药品不良反应监测工作的开展情况，帮助持有人全面了解我国药品不良反应监测工作现状。

1.3.2.1 药品不良反应监测情况

1.3.2.1.1 药品不良反应报告总数量

药品不良反应报告总数量是考核不良反应监测工作绩效的重要指标。随着监测系统不断升级完善，药品不良反应报告数量持续攀升。尤其是2012年，在《药品不良反应报告和监测管理办法》（卫生部令第81号）实施和新在线报告系统上线双重推动下，报告数量大幅增长，总数突破120万份，2021年报告数量已逾196.2万份。2011年至2021年十一年间，全国药品不良反应监测网络累计收到《药品不良反应/事件报告表》1561.6万份。这是各级药品监管部门、监测技术机构和各报告单位不懈努力的结果（图1-2）。

1.3.2.1.2 新的和严重的药品不良反应/事件报告

收集和评价新的和严重药品不良反应报告是不良反应监测评价工作的重点内容。新的和严重药品不良反应报告数量增多，并不代表药品安全水平下降，而是表明监管部门掌握的信息越来越全面，对药品的风险更了解，风险更可控，对药品的评价更加有依据，监管决策更加准确。2011年至2015年，我国新的和严重的药品不良反应/事件报告数量增长速度较快，五年实现翻倍增长，占同期报告总数比例由17.1%增长到28.2%；2016年至2021年报告增速较为缓慢，但同期占比平均稳定在30%左右（图1-3）。

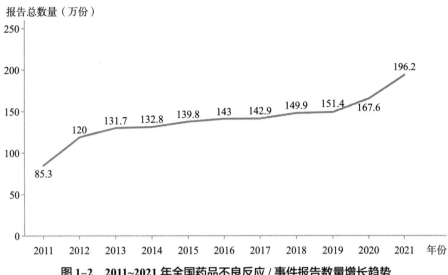

图 1-2　2011~2021 年全国药品不良反应 / 事件报告数量增长趋势

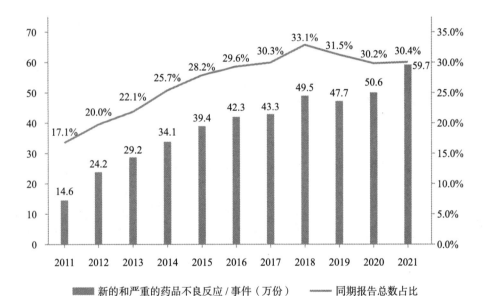

■ 新的和严重的药品不良反应 / 事件（万份）　—— 同期报告总数占比

图 1-3　2011~2021 年全国新的和严重的药品不良反应 / 事件趋势情况

1.3.2.1.3　百万人口报告数量

每百万人口平均报告数量是衡量一个国家药品不良反应报告能力的重要指标。2011 年我国百万人口报告数量为 637 份，以后每年均以一定幅度增长，2021 年已达每百万人口 1392 份（图 1-4）。

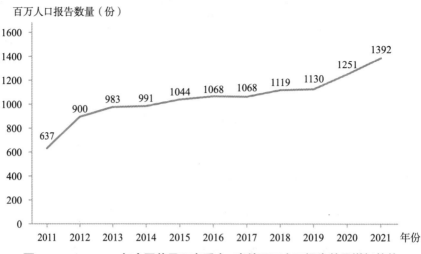

图 1-4　2011~2021 年全国药品不良反应 / 事件百万人口报告数量增长趋势

1.3.2.1.4 不良反应报告来源

在我国，药品不良反应报告的主要来源为医疗机构、药品经营企业、药品生产企业 / 持有人，个人提交数量很少。其中，2011 年至 2021 年我国医疗机构提交的报告比例稳定保持在 74%~88% 之间，占比最大；药品经营企业的报告占比在 7%~23% 之间，呈现先升后降再上升的趋势；药品生产企业 / 持有人的报告数量占比在 1%~5% 之间徘徊（图 1-5）。

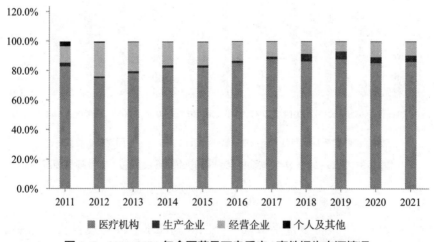

图 1-5　2011~2021 年全国药品不良反应 / 事件报告来源情况

可见，医疗机构依然是报告的主要来源，持有人主体责任依然缺位，经营企业还有上升空间。在新形势新业态和社会共治要求下，医疗机构报告主渠道作用需进一步巩固；持有人报告和安全主体责任需进一步夯实；加快构建完备的"一体两翼"

格局，是提升监测评价质量的重要手段。

1.3.2.1.5 基层用户数

基层用户数是指在国家药品不良反应监测系统注册的用户数量，包括医疗机构、药品经营企业、药品生产企业／持有人和进口药品境外代理机构。经统计，2011 年至 2021 年基层用户数量从 5 万增长到 46 万，呈稳定递增趋势。基层用户数量的提高也意味着持有人及相关主体报告意识不断增强（图 1–6）。

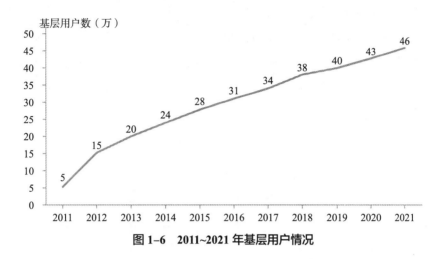

图 1–6　2011~2021 年基层用户情况

1.3.2.1.6 涉及药品类别

使用任何药品均有可能发生不良反应。按照药品类别统计，不良反应报告数量最多，占比在 80%~90% 之间，中药占比在 10%~20% 之间，生物制品最少，占比在 1%~2% 之间。这可能是由于化学药品使用更为广泛，生产厂家也相对较多，提示持有人应更加关注化学药品不良反应，切实履行好药品风险管理的重要责任（图 1–7）。

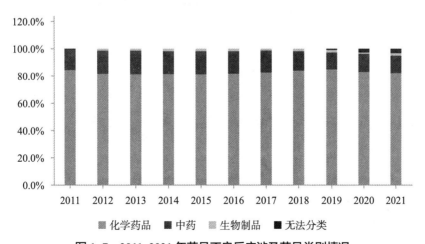

图 1–7　2011~2021 年药品不良反应涉及药品类别情况

按照治疗类别统计，发生不良反应最多的化学药品是抗感染药，其报告数占所有化学药品的 40%~50%；紧随其后的是心血管系统用药，其占比为 7%~11%；其他报告相对较多的类别主要是肿瘤用药（5%~8%）、电解质/酸碱平衡/营养药（4%~7%）和神经系统用药（4%~6%）。可以看出，排名前 5 位的化学药品不良反应报告数占比达 60%~80%。提示相关持有人需要更加注意此类药品不良反应风险。

1.3.2.1.7 涉及药品剂型

药品剂型与不良反应的发生密切相关。注射剂直接进入体内，相对容易引起不良反应，口服制剂的不良反应发生率则相对较低。近年来，随着注射剂监管日趋严格，不良反应报告总数量略有下降，但报告占比仍然相对较高，分布在 55%~65% 之间。提示需要继续关注注射剂用药安全，加强注射剂合理使用。持有人应改进注射剂产品质量，优化风险管理机制，全面控制注射剂用药风险（图 1-8）。

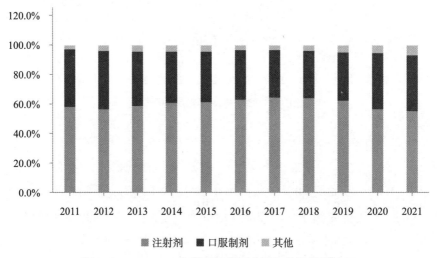

图 1-8 2011~2021 年药品不良反应涉及药品剂型情况

1.3.2.2 药品不良反应识别、评估、控制情况

对已经发现或经评估确认的药品风险采取适当的控制措施，是药物警戒工作的落地环节。持有人作为药品安全的第一责任主体，理应承担起更多的药品不良反应识别、评估和控制等相关工作。

当前，我国药品监管部门对识别到的一般风险，通过与企业沟通、向社会发布警示信息等方式积极防范。对严重风险，通过告知企业通过修改说明书、限制使用、撤销药品批准证明文件等手段有效控制。下面对近年来所采取的风险控制措施进行总结，主要包括聚集性信号情况、修订药品说明书、发布《药物警戒快讯》、暂停或召回药品、撤销药品批准证明文件等。

1.3.2.2.1 关注的聚集性事件

2012 年，国家药品不良反应监测系统建成并上线风险预警功能，可通过计算机模型辅助发现以质量问题为主的"药品不良反应聚集性事件"。对其中需要关注的信号开展核实、调查、评价和药品检验等工作。每年处理信号从早期的几十条到近年的千余条，对发现质量问题的药品采取相关风险控制措施，如暂停生产、销售、使用等，从侧面强化持有人进行信号检测的主动性。

1.3.2.2.2 修订说明书

修订药品说明书警示风险或限制使用（如限制人群、适应证等）是常用的风险控制措施。2011 年至 2021 年，监管部门积极推进药品说明书安全性内容修订工作，累计发布近 300 期药品说明书修订公告，涉及品种数量整体呈上升趋势，该风险控制措施的力度越来越大。

1.3.2.2.3《药物警戒快讯》

《药物警戒快讯》主要报道欧美日等地区及国家药品监管部门采取的风险管理措施，是向公众传递国际药品安全信息的主要阵地，旨在对国内上市的药品提供风险警示信息，促进药品安全合理使用，从而避免潜在伤害事件的发生。自 2012 年开始每年固定发布 12 期，累计报道国外药品安全性信息 600 余条。

1.3.2.2.4 撤销批准文件

对经评估认为风险大于获益的药品，监管部门根据监测机构的技术评估意见，采取注销药品注册证书或停止生产销售使用的决定。2011 年以来先后将右丙氧芬、阿米三嗪萝巴新、克仑特罗、丁咯地尔、甲丙氨酯、氯美扎酮、苯乙双胍、吡硫醇、特酚伪麻、磺胺索嘧啶、特洛伪麻、含呋喃唑酮复方制剂、安乃近注射液、含磺胺二甲嘧啶制剂、羟布宗片、小儿酚氨咖敏颗粒、氨非咖片等品种或其相关制剂撤出了国内市场[10]。

1.3.3 持有人药物警戒体系构建与活动梳理

《规范》指明药物警戒体系包括与药物警戒活动相关的机构、人员、制度、资源等要素，并应与持有人的类型、规模、持有品种的数量及安全性特征等相适应。2018年，部分学者曾对我国持有人药品不良反应监测 / 药物警戒相关工作进行调研，对全国 16 个省份（直辖市）的持有人药物警戒体系建设情况进行了梳理，共计涉及 1201家持有人。

1.3.3.1 体系建设

1.3.3.1.1 组织机构

在组织机构建设方面，在调研样本中仍有约 10% 未设立专门的机构。其中，有 65.8% 的持有人将专门机构设在质量部下面，少数设了医学部、研发部、市场部或销售部下面，仅有 24.3% 的持有人设置了独立的专门机构。专门机构设在质量部的原因主要是《药品生产质量管理规范》（GMP）中对不良反应监测工作进行了要求。然而，GMP 的要求比较简单，且不良反应监测工作不仅涉及质量部门，还涉及医学、研发市场等相关部门，因此该机构独立设立更为合理，且更有利于监测工作的顺利开展。

1.3.3.1.2 专职人员

在返回调查问卷的持有人中，仍有 14.2% 的持有人尚未聘用专职人员。有 1190 家持有人填写了共计 1742 名专职人员，平均每家持有人仅 1.46 名。专职人员较多的均为外资 / 合资持有人，排名前两家的持有人分别有 25 名和 23 名专职人员。专职人员中本科学历和药学专业均占 62.0%。除专职人员外，部分持有人还配备了兼职人员开展工作，1184 家持有人填写了共计 5089 名兼职人员，平均每家 4.3 人。

药物警戒负责人相关问题中，调查显示，从事药物警戒工作的累计年限 50.4% 小于 5 年，累计年限在 10 年以上的占 18.7%，本科以下学历的占 30%，提示该岗位人员的从业资质较差。药物警戒负责人在本持有人主管该项工作时间小于 3 年的占 45.2%，提示该职位在持有人的稳定性较差。该人员所处的岗位填写差异性较大说明持有人对该岗位的认知极不统一。调研发现目前中国制药行业中真正能够胜任该岗位的人才非常稀缺。

1.3.3.1.3 管理制度

此次调研对持有人建立了哪些相关制度进行了摸底。结果显示，被调研的持有人均制定了相关制度文件，但制度文件覆盖的监测工作范围存在较大差异，其中药品不良反应（ADR）收集和报告制度以及产品召回制度的建立比例均达到了 90% 以上，信号检测和分析评价、风险信息沟通、药物警戒体系内审等制度建立的持有人不足半数。制度文件数量差异巨大，1108 家持有人填写了涉及的制度文件数量共计 10 148 份，中位数为 7 份，最多的持有人 101 份，最少 0 份。

然而，制定了相关文件并不代表持有人真正建立并实行了相关制度。制度文件是否被落实，还需要依靠持有人监测体系的良好运行或质量管理体系的约束，甚至需要监管部门的检查来督促。

1.3.3.1.4 资源设备

配备相关资源和设备是开展不良反应监测工作的必要条件，除基础的办公、网络、存储空间外，还应配备文献检索资源、不良反应术语集、医学词典等。

本次调查对近五年持有人配置资源设备的情况进行了摸底，发现 50.7% 的持有人仅购买了最基础的文献检索资源，购买过 MedDRA、统计分析软件、安全性评价数据库的持有人均不足 5%，而 40.8% 的持有人表示近五年从未配置过任何资源设备。86.9% 的持有人不具备药物警戒信息系统，ADR 报告的管理方式以人工纸质管理或常规办公软件（如 EXCEL）为主；11.2% 的持有人购买或租用了第三方开发的信息系统；1.9% 的持有人称使用自行开发的信息系统。对于实施 ICH E2B 指导原则所需的电子传输系统，目前仅大型跨国持有人和极少数国内创新药持有人在使用。

1.3.3.1.5 工作委托

ADR 监测工作技术性较强，持有人委托专业机构开展工作也是弥补自身能力不足的一种方法。调查显示，在委托开展工作方面，外资持有人明显多于非外资持有人（14.9%/4.1%）。

大型外资持有人一般会产生较多的委托关系，如 ADR 信息收集、病例处理、医学文书写作、上市后研究等。国内生产持有人仅有 5.7% 表示曾委托其他机构开展过药物警戒活动，委托项目以文献检索居多。在《国家药品监督管理局关于药品上市许可持有人直接报告不良反应事宜的公告》（2018 年第 66 号）和实施 ICH 指导原则的要求下，一些国内持有人已经产生了委托意愿，尤其是那些人员缺乏、监测工作能力弱的持有人。目前持有人认为最可能委托的工作是信息系统和数据库的建设，主要跟 ICH E2B 的实施有关，其他委托意愿包括：药品安全性研究、监测体系建立和维护、监测工作审计和安全信号的监测与评价等。

1.3.3.1.6 集团公司体系建设

集团公司的不良反应监测体系如何建立，也是持有人关注的问题。接受实地调研的集团公司中，母子公司之间存在不同形式的利益关系，监测体系建设的模式也不同。

一种模式中，母子公司之间监测工作关系较为紧密。以某跨国持有人为例，该持有人分布在各地的子公司负责收集 ADR 并向所在地 ADR 监测机构报告，但报告表收集后必须通过公司总部的统一管理、评价后再分发给各子公司提交，信号的检测与评估工作是由总部专门建立的机构来完成的，各子公司承担的技术工作相对较少。另一种模式中，母子公司之间监测工作关系较为松散。以某国内集团公司为例，该集团公司下辖十余家制药持有人，集团总公司和子公司是持股或控股的关系，且总公司和子公司都持有药品批准文号，集团总公司和子公司各自建立了不良反应监测体系，在技术上相对独立，仅在管理上存在一定的上下级关系，如定期的工作指导和汇报。这两种集团公司监测工作模式各有利弊，可为持有人监测体系的建立提供一定经验。

1.3.3.2 不良反应收集和报告情况

1.3.3.2.1 收集途径

调查显示，大多数生产持有人最主要的信息收集渠道为药品销售渠道，包括通过持有人内部销售人员或通过经销商收集。销售人员或经销商的信息有一部分来源于医疗机构。但从持有人检查和不良反应报告情况看，该途径的收集成效并不高。

收集成效最高的是上市后研究途径，该途径能收到的不良反应报告数量最多，从 2017 年国家中心收到的不良反应报告数据也可以佐证这一点。但该途径依赖持有人开展研究的情况，某跨国持有人 2017 年来源于上市后研究的报告占其总报告的 50%，另外两家创新型持有人更是高达 79% 和 98%。而上市后研究匮乏的持有人，该途径收到的报告几乎为零。

通过电话 / 热线收集患者的报告也是重要途径。用于收集不良反应的电话主要是说明书和标签上标示的电话。54% 的持有人由药物警戒部门人员兼职接听电话，21% 的持有人设立了专职电话接听员，21% 的持有人由药物警戒部门以外的人员接听，还有 8 家持有人通过合同单位收集，如咨询公司、电话服务供应商、信息技术服务公司。电话 / 热线途径是持有人认为相对有效的 ADR 收集途径，但目前持有人还未很好地利用起来。

有 89.7% 的持有人建立了从科学文献中收集 ADR 的途径。检索文献的周期多为每月 1 次，其次是每季度、每半年、每年 1 次，按《个例药品不良反应收集和报告指导原则》推荐的每 2 周 1 次的持有人仅占 6.7%；检索范围绝大多数集中于国内文献，同时检索国内外文献的较少。承担检索任务的部门主要是持有人的药物警戒部门，委托合同单位检索的仅占 0.8%。

关于互联网收集途径，63.3% 的持有人称有自己的门户网站，但绝大多数网站没有 ADR 收集的专门网页或路径。患者报告不良反应或投诉一般通过网站的联系邮箱或电话报告。

问卷显示仅 50% 的持有人建立了从医疗机构收集 ADR 的途径（不包括在医疗机构开展研究），是常规收集途径中建立比例最低的。建立该途径的持有人中，64.4% 是通过公司销售 / 市场部门人员收集，而非直接从医疗机构收集。

1.3.3.2.2 报告范围

问卷调查显示，药品生产持有人收集的 ADR 仅有部分向国家进行了报告，2017 年向国家药品不良反应监测系统报告的 ADR 占持有人实际收集的 34.6%。未上报不良反应的可能原因包括：不符合 ADR 的定义、超过了新药监测期、关联性评价为"可能无关"等。

1.3.3.3 不良反应分析评价和控制情况

绝大多数持有人对收到的不良反应监测数据都开展了定期或不定期分析。通过分析，76.7% 的持有人未发现过安全性信号，17.5% 的持有人发现了安全性信号且开展了分析评价，5.8% 的持有人发现过安全性信号，但不知如何分析评价。

对于近五年开展过何种药品上市后安全性研究，65.8% 的持有人表示从未开展过，24.5% 的持有人开展过药品重点监测，10% 的持有人开展过临床试验，其他类型的安全性研究比例均不到 7%，尤其是病例对照、队列研究、系统综述等证据等级较高的研究，开展的持有人均不到 3%。持有人认为影响其主动开展研究积极性的因素（多选）包括：没有创新药（59.2%）、未发现风险信号（53.2%）、缺乏技术指导原则（42.8%）、缺乏研究能力（33.1%）和缺乏研究资金（29.1%）。

关于近五年持有人是否采取过药品风险控制措施，53.9% 的持有人表示未采取过，28.4% 的持有人提出过说明书修订申请，15.5% 的持有人沟通过风险信息，10.3% 的持有人召回过产品，6.4% 的持有人采取过暂停和撤市药品的措施，4.6% 的持有人采取过特殊的风险管控计划。

1.3.3.4 影响持有人报告能力的因素

问卷对影响持有人报告能力的因素进行了调查。持有人认为影响其收集和报告不良反应积极性的最主要内因（多选项）是对监测工作的投入有限（57.7%），其次是持有人报告意识不足（22.2%）、担心产品安全性不被信任（6.9%）。其他内因还有：未建立有效的收集渠道，收集渠道单一，公司销售模式不便于信息收集，不直接接触患者等。

持有人认为最主要外因（多选项）是 ADR 监测机构的技术指导不到位（59.1%），其次是法律责任不清晰（20.6%）、政府监督不到位（1.6%）。其他外因还有：医生不配合，经营持有人不主动，用药人群不良反应报告意识不足，宣传不到位，信息收集困难等。

通过对近十年我国药品不良反应监测年度报告、持有人药物警戒体系构建情况进行梳理，可以看出我国药品不良反应监测工作快速发展，风险预警、评估和控制能力不断提升。然而一直以来，持有人的不良反应报告意识相对薄弱，风险评估和控制能力有所欠缺。2011~2020年持有人的不良反应报告数量一直在1%~5%之间徘徊，远远落后于医疗机构和经营企业的报告数量，持有人的安全责任意识有待提高。

实施药物警戒制度、按照《规范》开展药物警戒活动是法律法规赋予持有人的责任。药物警戒从以前的"可做可不做"变为"必须要做"，意味着持有人必须转变观念，摒弃既往认为不良反应监测工作不重要，担心不良反应报告多带来对产品安全质疑等旧观念，变被动报告不良反应为主动开展风险的监测、识别、评估与控制。持有人是药物警戒的责任主体，只有从观念上彻底转变，才能承担起法律法规赋予的责任[11]。

充分发挥持有人在药品风险管理中的能动作用，是监测工作发展的必然趋势，也是当前实施药物警戒制度的首要任务。最大限度地降低药品安全风险，保护和促进公众健康，是持有人必须牢固树立的观念，也是其立业之根本。只有认真、科学开展药物警戒工作，抓住机遇迎接挑战，持有人才能赢得市场信誉和更广阔的生存空间，在监管要求日益提高以及国际市场不断冲击的形势中占据主动，立于不败之地。

1.4《药物警戒质量管理规范》的制定与实施

1.4.1《药物警戒质量管理规范》制定与意义

《药品管理法》明确提出国家建立药物警戒制度，为适应新制度体系和药品安全监管新形势的需要，有必要制定符合我国国情和国际发展趋势的药物警戒制度配套法规，明确持有人在药物警戒工作中的要求，规范持有人的药物警戒活动。随即，国家药品监督管理局组织起草了《药物警戒质量管理规范》，并于2021年5月13日正式发布。

1.4.1.1 规范出台的必要性

自20世纪70年代药物警戒概念提出至今，药物警戒的学术理念不断深入和发展。WHO于2002年将药物警戒定义为"发现、评估、理解和防范不良反应或者任何其他与药物相关问题的科学和活动"，该定义一直沿用至今。随着国际人用药品注册技术协调会（ICH）的成立，药物警戒的理念和方法被引入国家药品管理的制度层面。国家药品监督管理局也组织开展了药物警戒法律制度比较等方面研究，在充分对比了欧美日药物警戒相关法规体系的基础上，提出我国建立药物警戒制度的可行性。

2018 年国家药品监督管理局加入了 ICH 管理委员会，开始逐步转化实施 ICH 的指导原则，其中包括 6 个 E2 系列的药物警戒指导原则。这些指导原则对持有人报告药品不良反应、开展风险评估和风险管理等提出了要求，我国不良反应监测工作开始对标国际。在机遇面前，亟待采取措施，引导我国制药企业朝着更快融入国际社会的方向发展，包括建立与国际接轨的药物警戒质量管理体系，提高药物警戒的能力和水平。

1.4.1.2 规范制定的思路

1.4.1.2.1 定位和适用范围

考虑我国的法律法规体系的特点，《药物警戒质量管理规范》（GVP）与 GMP、GSP 等管理规范定位保持一致。该规范主要适用于药品上市许可持有人（包括临床试验的申办者），侧重于技术标准和技术指导。对于监管部门实施的药物警戒，拟通过修订《药品不良反应报告和监测管理办法》（卫生部令第 81 号）（以下简称"81 号令"）来规范。此外，医疗机构和药品经营企业虽也是药物警戒的主体，但由于医疗机构和药品经营企业与持有人在药物警戒活动中的工作内容不尽相同，其相关要求也拟在 81 号令修订过程中予以明确。

1.4.1.2.2 药物警戒的全生命周期理念

随着药物警戒学术理念的发展，人们对药物警戒的认知已经从药品上市后发展到全生命周期，GVP 将药物警戒定位为贯穿于药品全生命周期的实践活动，为更好地体现药物警戒全生命周期的理念，GVP 中既包括了对持有人开展上市后药物警戒的要求，也涵盖了申办者临床试验期间开展药物警戒的要求。

1.4.1.2.3 规范起草依据

《药品管理法》是《规范》制定的主要依据。《药品管理法》不仅提出我国建立药物警戒制度，还明确了在药品上市许可持有人制度下，持有人对不良反应监测与报告和处理、风险识别与评估、上市后安全性研究、药品安全风险控制等所担负的法律责任。这些相关要求都在规范中进行了细化。与《药品管理法》同期施行的《疫苗管理法》对疫苗预防接种异常反应的监测和风险管理等也提出了与《药品管理法》相似的要求。

2011 年颁布的 81 号令和 2018 年出台的 66 号公告也是重要起草依据，然而因时间相对较早，在《规范》中根据新要求或新发展趋势进行了完善。

1.4.1.2.4 规范起草原则

《规范》起草的总原则是：以 2019 年新修订的《药品管理法》为依据，全面落实持有人药物警戒主体责任，规范警戒活动并提高质量；以新形势为契机，接轨国际成熟经验和 ICH 相关要求，促进制药企业国际化发展；以国情为出发点，兼顾制药行业不均衡发展现状，稳步推进药物警戒制度落实。

A. 紧扣《药品管理法》，明确持有人的药物警戒主体责任：《药品管理法》对持有人的药物警戒相关法律责任进行了明确。如第三章要求持有人对药品上市后研究、不良反应监测及报告与处理等承担责任；第七章规定持有人应当开展药品上市后不良反应监测，主动收集、跟踪分析疑似药品不良反应信息；制定药品上市后风险管理计划，主动开展药品上市后研究，对药品的安全性进行进一步确证；对已识别风险的药品及时采取风险控制措施等。第二章还规定了申办者在药物临床试验期间发现安全性问题应采取的措施。围绕《药品管理法》的相关要求，《规范》明确了持有人在药物警戒中的主体责任，将《药品管理法》规定的责任和义务落实到具体的实践要求中。

B. 兼收并蓄，充分借鉴 ICH 及成员国的经验并与国际接轨：ICH 是中国药物警戒接轨国际的枢纽，实施 ICH 指导原则是国际药物警戒落地我国的关键步骤。《规范》在允许范围内，充分采纳了 ICH 指导原则的要求，包括不良反应的报告范围、报告时限、信息收集途径等，在技术要求和标准上也与之基本保持一致。此外，其他国际组织和欧美日等的相关成熟经验，也是《规范》借鉴的重要对象，如国际医学科学组织理事会（CIOMS）的信号检测技术要求，欧盟的药物警戒体系和主文件等要求，日本和欧盟的关于加强被动监测的要求等。

1.4.1.3 主要内容

《规范》共九章一百三十四条。除第一章总则和第八章外，其他章节均是对药品上市后持有人药物警戒活动的规定。第八章是对临床试验期间药物警戒活动的规定。不同的责任主体分别用"持有人"和"申办者"字样进行了区分。

第一章总则，明确了规范制定的法律依据、适用范围、根本目标、体系要求，提出持有人和申办者应与药物警戒其他主体－医疗机构、药品经营企业和临床试验机构等协同开展药物警戒工作。第二章质量管理，明确持有人药物警戒体系的要素，并提出了对药品警戒体系及活动进行质量管理的总体目标、质量保证要素、质控指标和内审要求等。第三章对药物警戒体系中的组织机构和人员等提出要求，并对持有人开展药物警戒活动所需的设备资源要求进行明确。第四章监测与报告，规范了药物警戒的基础性工作，即不良反应信息的收集、处置和报告。第五章风险识别与评估，该章对信号检测和风险评估提出了要求，对定期安全性更新报告（PSUR）及其升级版定期获益－风险评估报告（PBRER）的技术要求进行了规范，并规范了上市后安全性研究的范畴、发起情形、受试者保护等要求。第六章风险控制，明确了风险控制措施的类型、选择方法和后效评估等，强调了风险沟通的方法，规范了药物警戒计划的制定和提交方式等。第七章文件、记录与数据管理，规范了各项管理制度文件以及药物警戒实践中形成的记录和数据的管理。第八章临床试验期间药物警戒与风险管理，规范了临床试验期间药物警戒的相关工作。第九章附则，包括相关定义、疫苗持有人实施药物警戒质量管理规范的特殊情况等。

所有药物警戒活动均围绕两条主线，一条是以药物警戒体系建设为主线，要求持有人建立、运行和维护药物警戒体系；另一条是以药品风险管理为主线，要求持有人对风险进行监测、识别、评估和控制。

1.4.1.3.1 以药物警戒体系建设为主线

药物警戒体系是开展药物警戒活动的基础和保障。GVP 第一章总则中提出了药物警戒体系建设的总体要求，即"持有人和申办者应当建立药物警戒体系（以下简称"体系"），通过体系的有效运行和维护，监测、识别、评估和控制药品不良反应及其他与用药有关的有害反应"。体系建立就是要搭建体系的构架。第二章第六条明确了构成体系的要素，即机构、人员、制度和资源等。第三章又围绕各要素提出了更加具体的要求。体系运行是利用体系的各种要素开展各类药物警戒活动，尤其是与药品风险管理相关的活动，如第四章至第六章对风险监测、识别、评估和控制活动提出了具体的要求。体系维护是"对药物警戒体系及活动进行质量管理"，目的是提升体系运行的效能，从而实现药物警戒的目标。此外，第三章可以看作是对药物警戒体系要素的质量要求，第四章至第六章和第八章是对药物警戒活动的质量要求。

1.4.1.3.2 以药品风险管理为主线

药品风险管理是药物警戒活动中的关键和重点。各国对药品风险管理的定义可能稍有区别，但大体理解是一致的。GVP 第四章至第六章明确了风险管理的基本流程，即风险的监测、识别、评估和控制。①风险监测是收集药品不良反应及其他与用药有关的有害反应信息；②风险识别是从收集的信息中发现可能危害公众用药安全和身体健康的问题；③风险评估是进一步了解已识别风险的特征和影响因素等；④风险控制是采取措施尽可能将风险降低到最小程度，确保药品的获益始终大于风险。实行药品风险管理是药物警戒制度的重要特征之一。对于企业来讲，药物警戒已经不仅仅是收集和报告不良反应，而是要进行更高层次的药品安全管理活动。是否建立并实施有效的风险管理制度将是监管部门监督检查的重点，也是企业努力提升的方向。

1.4.1.4 《规范》亮点

《规范》是《药品管理法》修订后第一份有关药物警戒的配套文件，在制定过程中充分遵循了《药品管理法》的原则和要求，存在以下亮点。

1.4.1.4.1 体现了药品全生命周期的管理理念

与以往药品不良反应监测工作相比，药物警戒不仅包括药品上市后不良反应收集、识别、评估和控制要求，还涵盖了临床试验期间对药物不良事件的监测与管理。

1.4.1.4.2 坚持了药品风险管理的原则

《药品管理法》在总则中提出了风险管理的原则，而药物警戒正是药品风险管理的具体实践。《规范》在总则中指出应结合药品品种安全性特征开展有效的药物警戒活动，降低药品使用风险，并将药品风险管理的要求贯穿到各个章节中，从风险信息的收集到风险的识别、评估与控制，是持有人开展药品风险管理活动的纲领性文件。

1.4.1.4.3 明确了药物警戒主体责任的承担者

《规范》提出药品上市许可持有人和临床试验申办者依法承担药物警戒的主体责任，要求持有人建立药物警戒体系并进行质量管理，厘清了持有人和申办者开展药物警戒活动的关键内容和流程，体现了能动治理和社会共治的理念。

1.4.1.4.4 规划了国际化发展蓝图

为适应我国加入 ICH 和制药行业国际化发展需求，《规范》借鉴了欧美日成熟的药物警戒经验，增加了许多既往空白或没有明示的新要求，如信号检测、定期获益 – 风险评估、药品上市后安全性研究、药品风险沟通、药物警戒计划制定等。这些新规定为制药行业逐步融入全球药物警戒的发展格局中提供了保障，也勾画了中国药物警戒的国际化发展的蓝图。

1.4.1.5 规范出台的意义

总体来说，《规范》是 2019 年新修订《药品管理法》首个关于药物警戒的配套文件，对构建药物警戒制度体系、规范药物警戒活动、守护公众健康等具有重要意义。同时《规范》的出台伴随着管理理念、根本目标的转变，既关注临床研究中及上市后药物的不良反应，又关注上市后药品质量问题等其他可能或已经损害患者安全的问题。这一转变体现出药物警戒制度以人民健康为中心的精准定位，也是药监部门以人为本监管定位的生动实践。

在我国，药物警戒起源于药品不良反应监测工作。实际上，自1985年我国第一部《药品管理法》实施至今，不良反应监测工作已开展30余年。但是，之前的药品不良反应监测工作中，持有人主要侧重于药品不良反应的监测与上报，而在识别、评估、控制方面较为薄弱。为了配合进一步落实药物警戒制度，2021年5月《规范》等相关政策出台，为药品上市许可持有人全面推进药物警戒制度指明了方向。

从法律层级上看，《规范》的上位法规是《药品不良反应报告和监测管理办法》（2011年）。药物警戒制度实施以来，《规范》先其上位法修订而出台，足见企业实施药物警戒制度的迫切性和重要性。

作为我国药物警戒领域第一部法律规范文件，对我国药物警戒工作的开展提供了明确指导。《规范》的出台是中国药物警戒领域法制化的一个里程碑，也是中国药监监管理念科学化的一个里程碑，对促进行业发展、守护公众健康具有重大意义。在我国药物警戒对标国际的形势下，出台《规范》不但是顺势而为，同时也填补了上市后药品安全监管的一项空白。随着《规范》的实施和企业能力的提高，必将使得监管部门提升自身修为，不断探索药物警戒的模式和方法，做好制度的顶层设计，全面推进新制度在我国的建立与完善，使我国药品行业发展更为规范，药品安全问题进一步减少，药品监管蓝图更加清晰。

1.4.2　持有人履行药物警戒义务的基本原则

《药物警戒质量管理规范》的公布与实施，对我国药品上市许可持有人开展药物警戒工作提供了指引，并暗含了三个药物警戒工作开展的基本原则。基本原则是指贯穿于法律全过程和各方面的基本原理或者准则。持有人也应当以人民健康为中心，遵守风险管理、全程管控、社会共治的原则，全面提升药品质量，保障药品的安全、有效、可及。其药物警戒工作也遵循这三条基本原则。

1.4.2.1　风险管理原则

风险管理原则是全球药品管理的第一原则[12]。风险管理贯穿药品全生命周期，是研究药品风险控制技术的一门快速发展的新兴学科，包括风险识别、分析、评估、处理各个环节。风险分析和管理的目的是识别和描述药物重要的已确定风险、重要的潜在风险和缺失信息，进而提出与风险相匹配的药物警戒活动计划和风险最小化措施，以确保药品上市后在适用人群的临床用药过程中保持获益大于风险。

药品风险管理是药物警戒活动中的关键和重点。在《规范》中的第四条"持有人和申办者应当基于药品安全性特征开展药物警戒活动，最大限度地降低药品安全风险，保护和促进公众健康"得到充分体现。在药品风险管理过程中，无论是临床研究管理、上市注册审评审批或上市后管理中，以风险为基础的理念贯穿始终，指导药品研发与审评的科学管理体系构建，最终实现保障公众用药安全、有效、可及的目标。

实行药品风险管理是药物警戒制度的重要特征之一。药品安全不等于零风险，保障药品安全关键在于充分地识别风险，进而有效分析和控制风险；药品风险管理不应以药品上市作为终点，而应贯穿药品全生命周期，在临床使用环节也更要关注药品风险信号的收集和风险管控，以达到降低药品安全风险，守护公众健康的目的[13]。

1.4.2.2 全程管控原则

全程管控原则是风险管理原则在空间方面的安排。保障药品安全，需要实现从实验室到医院的全程管控，这意味着持有人需要对药品的非临床研究、临床试验、生产经营和上市后研究等进行持续管理。

药品全程管控在药物警戒活动开展中至关重要。药品全程管控原则在《规范》第二条"本规范适用于药品上市许可持有人和获准开展药物临床试验的药品注册申请人开展的药物警戒活动。药物警戒活动是指对药品不良反应及其他与用药有关的有害反应进行监测、识别、评估和控制的活动"中得到了具体体现，条款体现出持有人需在药品的全生命周期开展药物警戒活动以降低药品安全风险。

药品安全数据是累积性数据，因此药物警戒活动必须贯穿药品全生命周期，进行全程管控。《规范》既包含对申办者临床试验期间开展药物警戒的要求，又涵盖对持有人开展上市后药物警戒活动的相关规定。这样保证了在药物警戒制度下持有人对药品全生命周期监测的连贯性。

1.4.2.3 社会共治原则

社会共治原则是风险管理原则在空间方面的另一安排。保障药品安全是所有药品利益相关者的共同利益。多年来，在药品领域，基本构建了企业主责、政府监管、行业自律、社会协同、公众参与、媒体监督、法治保障的药品安全共治格局。

社会共治原则强调落实持有人主体责任，相关各方协同合作。在《规范》第五条"持有人和申办者应当与医疗机构、药品生产企业、药品经营企业、药物临床试验机构等协同开展药物警戒活动。鼓励持有人和申办者与科研院所、行业协会等相关方合作，推动药物警戒活动深入开展"中得到体现。社会共治的原则是基于对药品监管工作需求科学分析得出的结论，也是我国多年来药品安全监管工作经验的总结。

为更好地评估药品的效益、危害及风险，防范患者用药相关的安全问题，提高患者在治疗过程中的安全性，社会共治理念至关重要。通过有效结合医疗机构、药品生产经营企业等多方主体做进一步的用药安全性评估，从而达到药品安全风险防范的目的，增进用药公众的健康与安全，实现为患者服务、为社会服务、为国家服务的初衷。

1.4.3 药物警戒体系与质量管理

开展药物警戒活动、落实药物警戒制度的前提，在于构建完整的药物警戒体系与质量管理体系。正如《规范》中提出的，持有人和申办者应当建立药物警戒体系，通过体系的有效运行和维护，监测、识别、评估和控制药品不良反应及其他与用药有关的有害反应。

体系是指相互关联或相互作用的一组要素。药物警戒体系包括与药物警戒活动相关的机构、人员、制度、资源等要素，并应与持有人的类型、规模、持有品种的数量及安全性特征等相适应。与其他任何体系一样，药物警戒体系也需要有药物警戒的质量系统，以支持各项药物警戒体系构成要素、关键活动的执行与改进。持有人也只有通过制定药物警戒质量目标，建立质量保证系统，对药物警戒体系及活动进行质量管理，才能不断提升药物警戒体系运行效能，确保药物警戒活动持续符合相关法律法规要求。可以说，药物警戒体系的构建、质量管理工作的开展，是高效履行药物警戒活动的重要基石。

（柳鹏程　申长慧）

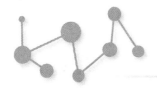 # 2 机构人员与资源

　　药物警戒制度的实施，需要相应的组织机构、人员与资源支持。建立合理的组织机构，配备足够数量、具备相应资质和能力的人员，提供支持药物警戒工作全流程的设施设备，是药品上市许可持有人（以下简称"持有人"）药物警戒体系建设的基础和保障。《规范》第三章对持有人药物警戒组织机构、人员、设备和资源等方面提出了具体要求。

2.1 组织机构

　　组织机构是持有人药物警戒体系的基本支撑，是组织实施药物警戒活动的基础。为有效履行药物警戒职责，持有人需要建立结构合理、职责清晰的药物警戒组织机构和部门，以保证药物警戒活动的持续性、专业性。对于委托其他持有人或第三方公司开展部分药物警戒工作的情形，持有人自身仍应建立必要的组织机构，始终对所有药物警戒任务的完成、责任的履行、药物警戒体系的质量和完整性等承担相应法律责任。

2.1.1 药品安全委员会

2.1.1.1 法规要求

　　第十九条　持有人应当建立药品安全委员会，设置专门的药物警戒部门，明确药物警戒部门与其他相关部门的职责，建立良好的沟通和协调机制，保障药物警戒活动的顺利开展。

　　第二十条　药品安全委员会负责重大风险研判、重大或紧急药品事件处置、风险控制决策以及其他与药物警戒有关的重大事项。药品安全委员

会一般由持有人的法定代表人或主要负责人、药物警戒负责人、药物警戒部门及相关部门负责人等组成。药品安全委员会应当建立相关的工作机制和工作程序。

2.1.1.2 背景介绍

在药物警戒体系架构设计中，GVP首次提出建立药品安全委员会的要求。药品重大风险、重大或紧急药品事件以及与药物警戒有关的重大事项，可能涉及药品的原辅料质量、生产工艺、质量标准、生产过程、检验标准和检验过程、储存运输、临床使用等各个环节，重大风险的研判、重大或紧急事件的处置和风险控制需要多部门、多专业、多环节共同参与。尤其是突发群发严重药品事件，需要迅速研判，准确确定防控措施，最大限度调动各种资源及时实施。因此，持有人在建立药品安全委员会时，要充分考虑药品风险研判技术的覆盖面，作出风险研判结论的科学性，采取事件处置和风险防控措施的权威性，以及调动风险处置所需资源的有效性和及时性。

GVP第二十条规定了药品安全委员会的主要职责，即负责重大风险研判，重大或紧急药品事件处置，风险控制决策以及与其他药物警戒有关的重大事项。同时，明确了药品安全委员会的人员组成，并要求建立相关工作机制和工作程序，以保证药品安全委员会能有效履行职责。

2.1.1.3 实施指导

药品安全委员会的建立，可由药物警戒负责人发起，由持有人最高负责人批准，各部门负责人参加。药品安全委员会建立后，在持有人的组织机构图中予以呈现[14]。

2.1.1.3.1 设置要求

药品安全委员会是在持有人管理层领导支持下的药品风险研判、处置和控制以及药物警戒重大事项决策机构，一般由法定代表人或者主要负责人任主任或最高领导，建议药物警戒负责人、分管药品质量的副总、分管药品生产的副总任副主任或分管领导，其他相关部门负责人作为成员。其他与药物警戒有关部门的负责人，一般包括研发、注册、生产、质量、检验、医学、销售、市场等部门负责人。药品安全委员会成员应是所负责的部门、职能的负责人，必要时可增加相关领域专家，确保做出重大决策、研判风险时，能够反映各部门的意见，科学、准确评估安全事件对患者和业务的影响，并有效落实药品安全委员会做出的决策。

为保障药品安全委员会工作的顺利运行，应当建立与持有人产品安全性特征和企业管理实际相适应的工作机制和工作程序，在相关制度或规程文件中，对药品安全委员会职责、工作机制、工作程序等予以规定。可由药物警戒负责人或药物警戒部门负责人作为协调人，也可在药品安全委员会设办公室，负责会议组织、文件印发、工作调度等日常工作。

2.1.1.3.2 职责

药品安全委员会是为保障药品安全、落实药物警戒制度和 GVP 而设置的专门组织，负责重大风险研判，重大或紧急药品事件处置，风险控制决策以及与其他药物警戒有关的重大事项。药品安全委员会的职责包括：①组织对重大风险的研判；②组织对重大或紧急药品事件的调查、处置，这些事件包括突发死亡事件，群发严重不良事件，聚集性不良事件，重大舆情事件等；③根据调查、处置和风险研判结果，做出风险控制决策，例如暂停药品生产、销售及召回产品等紧急控制措施，开展医务人员和患者的沟通和教育、药品使用环节的限制、患者登记等特殊风险控制措施，修订药品说明书、标签、包装，改变药品包装规格，改变药品管理状态等常规风险控制措施等，当评估认为药品风险大于获益的，应当主动申请注销药品注册证书；④审核药物警戒计划；⑤其他与药物警戒有关的重大事项的决策。

2.1.1.3.3 工作机制与工作程序

持有人应当建立药品安全委员会相关的工作机制和工作程序，保证其规范、有效运行。相关的工作机制，建议包括药品安全委员会的组建机制、日常工作机制、会议机制、表决决策机制以及决策执行机制等。工作机制的建立可以在相应管理制度、规程中明确或体现，并制定相应的工作程序。例如根据会议机制可能包含的内容，制定药品安全委员会会议程序，对定期会议、紧急会议的启动条件、工作流程、会议内容、处理要求等进行明确，对必要时有临时参会的其他人员进行规定。

在建立药品安全委员会工作机制、制度和程序时，建议对关键节点的要求予以明确。例如建立决策表决机制时，明确表决结果的采纳，是按少数服从多数，或按过半数人员的意见，还是由最高管理者做最终决策。药品安全委员会可以综合考虑产品注册、生产、经营以及变更情况，药物警戒法律法规和技术要求变化情况、药物警戒工作进展、重大风险和事件发生情况，定期或不定期召开工作会议。建议每年度至少召开一次工作会议，研判上一年度重大药品风险，研究风险控制决策以及年度药物警戒有关重大事项。在日常发生重大风险、重大或紧急药品安全事件时，及时召开药品安全委员会会议，研究处置和控制措施，并组织实施。

2.1.1.3.4 工作及记录

药品安全委员会的各种活动应有相应可供追溯的规范记录，如会议纪要、决策文件等。根据活动内容和方式，记录可以包括活动通知、出席人员列表及签字记录、活动主题、讨论过程、表决情况、决策结论、安排部署等。

对于药品安全委员会作出的重大决策，建议发放至涉及的所有部门负责人，组织各部门依职责实施。各部门按照药品安全委员会会议决策所采取的处置措施和控制结果，要向药品安全委员会报告，并保留相应记录。

2.1.1.4 要点分析

2.1.1.4.1 药品安全委员会最高领导

《药品管理法》第三十条规定"药品上市许可持有人的法定代表人、主要负责人对药品质量全面负责"。药品安全委员会的职责涉及重大或紧急药品事件处置、风险控制决策以及其他重大事项，对风险防控、公众健康以及企业发展影响大。因此，药品安全委员会必须在行政、技术方面具有权威性，能够做出并督导执行决策。在持有人的管理制度及日常工作中，最终决策往往是由法定代表人或主要负责人做出，因此，建议药品安全委员会的最高领导人由法定代表人或主要负责人担任，这也符合 GVP 相关规定。药品安全委员会职责的核心是做出决策并督导落实，持有人应当建立相关的工作机制和工作程序，制定相应的制度，确保药品安全委员会的决策得到实施。

2.1.1.4.2 重大或紧急药品事件的判断

持有人应当根据本企业产品安全风险特征以及对公众健康的影响判定是否为重大风险、重大或紧急药品事件等[15]。对于县级以上人民政府、国家和省级药品监管部门根据法律法规规定制定的药品安全事件应急预案中，规定了重大或紧急药品事件范围的，持有人应按规定执行，相关药品事件属于药品安全委员会处置范围。

2.1.1.5 案例分析

某持有人建立了药品安全委员会（图 2-1），作为研判、处理药品安全事件的最高决策机构。持有人主要负责人（总经理）为药品安全委员会主任委员，药物警戒负责人任药品安全委员会副主任委员，药物警戒部、研发部、质量部、生产部、注册部、医学部、市场部、销售部的部门负责人任药品安全委员会委员。

在该持有人的药品安全委员会组织框架中，根据其企业规模和实际，单独设置了药物警戒负责人，同时作为药品安全委员会副主任委员。

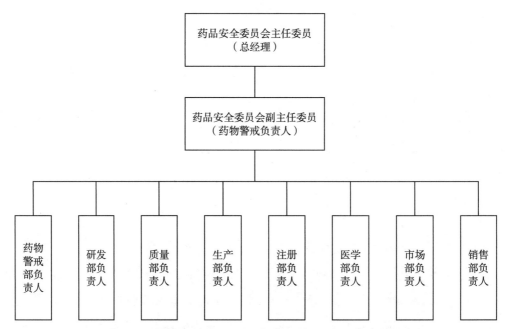

图 2–1 某药品上市许可持有人药品安全委员会人员组成

2.1.2 药物警戒部门

2.1.2.1 法规要求

第十九条 持有人应当建立药品安全委员会，设置专门的药物警戒部门，明确药物警戒部门与其他相关部门的职责，建立良好的沟通和协调机制，保障药物警戒活动的顺利开展。

第二十一条 药物警戒部门应当履行以下主要职责：

（一）疑似药品不良反应信息的收集、处置与报告；

（二）识别和评估药品风险，提出风险管理建议，组织或参与开展风险控制、风险沟通等活动；

（三）组织撰写药物警戒体系主文件、定期安全性更新报告、药物警戒计划等；

（四）组织或参与开展药品上市后安全性研究；

（五）组织或协助开展药物警戒相关的交流、教育和培训；

（六）其他与药物警戒相关的工作。

2.1.2.2 背景介绍

药物警戒活动是对药品全生命周期的管理，坚持药品风险管理的原则，涉及药品研发、注册、生产、质量管理、销售、临床使用、不良反应监测评价等诸多环节，需要持有人各部门协调配合开展工作。在组织机构方面，应"设置专门的药物警戒部门"承担管理、协调和组织实施等职责。药物警戒部门名称要能体现专门性，建议该部门在持有人组织机构图中直接体现，名称可为"药物警戒部"或"药品安全部"等。药物警戒部门的职责要体现专门性，建议该部门专门承担药物警戒工作职责。

药物警戒部门主要职责是以风险管理为目标，以药物警戒体系为支撑点，落实药物警戒制度要求。一是风险监测与报告。药物警戒部门负责组织疑似药品不良反应信息及其他安全性信息的监测、收集工作，对相关数据进行标准化处理（处置），符合要求的向监测机构、监管部门提交报告。二是风险识别与评估。建立适合本企业及产品特点的信号检测方法，对收集的疑似药品不良反应信息及其他安全信息反映的药品风险进行分析，对检测出的信号开展评价，综合判断信号是否已构成新的药品安全风险。及时对新的药品安全风险开展评估，分析影响因素，描述风险特征，判定风险类型，评估是否需要采取风险控制措施等。评估应当综合考虑药品的获益 – 风险平衡。针对一定时间段的数据，分析并组织撰写定期安全性更新报告 / 定期获益 – 风险评估报告。必要时开展有目的的上市后安全性研究，这些研究可以由药物警戒部门组织或参与。三是风险控制。对已识别风险、潜在风险等采取适当的风险管理措施，组织制定药物警戒计划，开展常规或特定的药物警戒活动，提出风险管理建议，开展风险控制及风险沟通等活动，控制甚至预防风险的发生，实现保护患者安全的目标。四是药物警戒体系管理。组织撰写药物警戒体系主文件，采取维护和管理措施，不断完善和改进药物警戒体系。五是交流提升。持续组织或协助开展药物警戒交流、教育和培训，建议不仅开展面向药物警戒部门人员和其他部门相关人员的针对性培训，而且开展面向持有人全体员工的培训。建议药物警戒负责人、药物警戒部门专职人员参加监管部门、监测机构以及药物警戒行业组织的培训，以及时掌握政策要求，跟踪药物警戒行业最新进展，持续提升药物警戒能力和水平。

2.1.2.3 实施指导

根据 GVP 第二十一条规定，持有人设置的药物警戒部门应当履行以下主要职责：①疑似药品不良反应信息的收集、处置与报告；②识别和评估药品风险，提出风险管理建议，组织或参与开展风险控制、风险沟通等活动；③组织撰写药物警戒体系主文件、定期安全性更新报告、药物警戒计划等；④组织或参与开展药品上市后安全性研究；⑤组织或协助开展药物警戒相关的交流、教育和培训；⑥其他与药物警戒相关的工作。

在上述工作职责中，疑似药品不良反应信息的收集、处置与报告，识别和评估药品风险，提出风险管理建议，组织撰写药物警戒体系主文件、定期安全性更新报告 / 定期获益 – 风险评估报告、药物警戒计划等职责，均由药物警戒部门承担，并牵头组织实施。对于风险控制、风险沟通等活动，药品上市后安全性研究，药物警戒相关的交流、教育和培训等职责，则由持有人根据自身管理架构设置及其职责，安排药物警戒部门承担并牵头组织实施，也可安排其他部门承担并牵头组织实施，药物警戒部门参与或协助开展。例如有的持有人将药物警戒相关教育、培训等职责，安排人力资源部门承担并牵头实施，药物警戒部门协助、配合开展相关工作。

对于药物警戒部门承担并牵头实施的工作职责，应在部门职责、工作程序等文件、制度、程序中，明确药物警戒部门的角色和任务。对于其他部门承担并牵头实施，药物警戒部门参与、协助或配合的工作职责，应在相应部门的工作职责、工作程序等文件、制度、程序中，明确牵头部门的角色和任务。

2.1.2.4 要点分析

2.1.2.4.1 药物警戒部门设置

药物警戒部门要从部门设置、履行职责、人员配备等方面体现专门性、专业性。根据 GVP 规定，持有人应当"设置专门的药物警戒部门"。首先，该部门应"专门"设置，具有专属名称，在持有人组织机构图、药物警戒体系组织结构图（如果涉及集团持有人层面的药物警戒，图中应反映与集团中相关单位的关系）中明确体现[16]。其次，该部门的职责应"专门"设置，部门职责为"药物警戒"，而不能与其他职责混淆。再次，该部门的人员应"专门"配备，配备人员数量、专业、资质等，要与持有人的药物警戒工作需求相适应。因此，为履行好 GVP 规定的药物警戒部门职责，持有人应从履行法律法规职责、满足药物警戒需求、保障公众用药安全的角度，结合持有人自身的组织管理形式、产品安全性特征等设置药物警戒部门。

2.1.2.4.2 信息保密管理

信息收集在药物警戒活动中占重要地位，药品不良反应信息的收集、上市后研究过程中相关数据的获取、产品风险评估过程的结论等，都会产生诸如患者、报告人和医疗机构人员的姓名、通讯方式等隐私或保密信息，对于这些信息的使用，应严格按照我国信息保护和药物警戒工作相关规定，明确对这些信息的访问和使用人员的权限。《中华人民共和国个人信息保护法》第十条规定"任何组织、个人不得非法收集、使用、加工、传输他人个人信息，不得非法买卖、提供或者公开他人个人信息；不得从事危害国家安全、公共利益的个人信息处理活动。"《药品不良反应报告和监测管理办法》第五十五条规定"在药品不良反应报告和监测过程中获取的商业秘密、个人隐私、患者和报告者信息应当予以保密。"欧盟 GVP 关于记录管理中明确，应当确保按照法律规定，药物警戒活动中所有个人数据保护方面的基本权利得到充分有效的保障。只允许被授权的人员在遵守数据的医学和管理保密性的条件下进行访问。

建议持有人建立数据保密制度，明确保密数据的范围、访问和使用权限、访问和使用程序等。从规章制度、工作程序、信息分类、权限分级、涉密设备、责任界定等方面采取措施，形成制度、程序、规程，系统强化保密管理。根据人员岗位职责，建议持有人从保密意识、保密培训、技术措施等方面，强化药物警戒人员的保密能力。

2.1.3 药物警戒其他相关部门

2.1.3.1 法规要求

> 第十九条　持有人应当建立药品安全委员会，设置专门的药物警戒部门，明确药物警戒部门与其他相关部门的职责，建立良好的沟通和协调机制，保障药物警戒活动的顺利开展。
>
> 第二十二条　持有人应当明确其他相关部门在药物警戒活动中的职责，如药物研发、注册、生产、质量、销售、市场等部门，确保药物警戒活动顺利开展。

2.1.3.2 背景介绍

除药物警戒部门外，药物警戒活动还涉及其他相关部门，例如销售部门可能涉及疑似药品不良反应信息的收集，医学部门可能涉及对药品与疑似不良反应因果关系的判断和对药品风险的研判，生产部门可能涉及生产过程合规性调查和分析，人力资源部门可能涉及药物警戒人员的技术培训等，这些部门均属于药物警戒其他相关部门。

2.1.3.3 实施指导

药物警戒部门和其他相关部门的关系为合作关系，需在各部门职责中明确所承担的药物警戒责任和任务。

2.1.3.3.1 研发部门

临床前研发部门、临床研发部门可为药物警戒工作提供相关技术资料和人力资源支持。例如上市后定期安全性更新报告 / 定期获益 – 风险评估报告、药物警戒计划的制定和撰写，药品风险的研判，严重不良事件的分析评价等。

2.1.3.3.2 注册部门

产品上市后，注册部门将上市后产品信息的更新情况，持续提供给药物警戒部门；在定期安全性更新报告 / 定期获益 – 风险评估报告的撰写中，注册部门可提供注册批件、产品说明书、质量标准及核心数据表等信息。

通过开展药物警戒活动，监管部门要求或持有人作出主动修改药品说明书或质量标准等风险控制决策后，注册部门应按照要求完成注册变更相关事项。

2.1.3.3.3 生产部门

在开展药品安全性事件调查、药品风险分析时，生产部门可提供原辅料来源、质量标准、检验情况，以及生产工艺、生产记录、生产过程调查等资料，并进行风险排查和评估。在药物警戒部门组织撰写定期安全性更新报告 / 定期获益 – 风险评估报告时，提供与产品生产相关的数据。

2.1.3.3.4 质量部门

质量部门参与因产品质量问题导致的药品安全性事件的调查与处理，提供与问题产品相关的质量证明文件，例如检验标准、检验数据、留样检验等资料，并开展质量排查评估。配合提供定期安全性更新报告 / 定期获益 – 风险评估报告中要求的质量标准等资料。

2.1.3.3.5 销售部门

销售部门工作人员直接与医生、药师、经销商甚至患者进行沟通，在日常工作中如发现疑似药品不良反应，要及时进行上报，同时协助药物警戒部门获得调查随访信息。在药物警戒部门撰写定期安全性更新报告 / 定期获益 – 风险评估报告时，销售部门可提供产品销售数据以计算患者暴露量。在持有人需要对产品采取如召回、暂停使用等控制措施时，销售部门提供产品追溯数据，并根据职责分工实施控制措施。

2.1.3.3.6 市场部门

市场部门在所发起的市场活动中，履行药物警戒报告职责，发现疑似药品不良

反应信息，将相关信息传递给药物警戒部门。在市场部门发起的市场调研或者开办 /
支持的一些网站中，也可能获取到疑似药品不良反应信息，建议建立相应工作机制，
识别相关信息并汇总到药物警戒部门。

2.1.3.4 要点分析

根据持有人实际情况确定药物警戒其他相关部门的范围，例如有的持有人由人
力资源部门负责药物警戒人员资质的确认、人员引进，以及全体人员药物警戒法律
法规和技术的培训等，在此种情形下，人力资源部门也是药物警戒其他相关部门，
要在相应文件中明确其药物警戒工作职责。

对于药物警戒其他相关部门，要在持有人药物警戒体系组织结构图中体现。在
相关部门职责描述中，要明确所承担的药物警戒职责。药物警戒部门需要主动开展
跨部门合作，建立长期合作机制，达成共识，协同推进药物警戒工作。

2.1.3.5 案例分析

某持有人建立了药物警戒体系，设置药物警戒部作为药物警戒专门机构，医学
部、质量部、生产部、市场部、销售部、研发部、注册部等其他相关部门承担药物
警戒相关工作职责（图 2-2）。

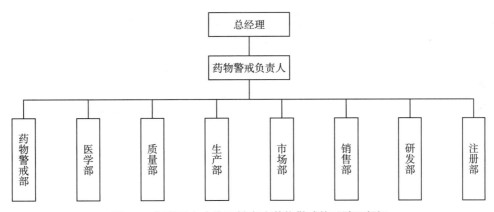

图 2-2　某药品上市许可持有人药物警戒体系涉及部门

2.2 人员配备和职责

人员是持有人落实 GVP 的基础，是实现药物警戒目标的执行者。GVP 从层级、
专业、资质等方面，对药物警戒相关人员提出了相应要求。

2.2.1 法定代表人或主要负责人

2.2.1.1 法规要求

第二十三条 持有人的法定代表人或主要负责人对药物警戒活动全面负责，应当指定药物警戒负责人，配备足够数量且具有适当资质的人员，提供必要的资源并予以合理组织、协调，保证药物警戒体系的有效运行及质量目标的实现。

2.2.1.2 背景介绍

GVP 明确持有人法定代表人或主要负责人对药物警戒活动全面负责，对法定代表人或主要负责人在药物警戒活动中应承担的职责作了具体规定。

法定代表人是法律规定的对外代表持有人对公司全体事项承担责任的人，有限责任公司和股份有限公司的主要负责人应当是公司董事长和经理（总经理、首席执行官或其他实际履行经理职责的企业负责人），对于非公司制的企业，主要负责人为企业的厂长、经理等企业行政"一把手"。因此，法定代表人或主要负责人具有了解产品全维度的研发、注册、生产、质量、销售和安全性信息的权力。

2.2.1.3 实施指导

根据 GVP 规定，持有人法定代表人或主要负责人的药物警戒职责包括：①对药物警戒活动全面负责；②指定药物警戒负责人；③配备足够数量且具有适当资质的人员；④提供必要的资源并予以合理组织、协调；⑤保证药物警戒体系的有效运行及质量目标的实现。

2.2.1.4 要点分析

2.2.1.4.1 对药物警戒活动全面负责

作为管理者或最终承担责任的人员，法定代表人或主要负责人对持有人药物警戒活动全面负责。持有人应根据管理实际，确定由法定代表人还是主要负责人对药物警戒工作全面负责，所指定者应具有相应的管理权限，能够对药物警戒工作具有最终决策权。

2.2.1.4.2 工作职责

法定代表人或主要负责人从法规层面、管理职责方面全面负责持有人药物警戒活动，从关键人员、药物警戒资源、质量目标等方面提供保障和决策。药物警戒工作的具体实施还需确定负责人员，法定代表人或主要负责人应遴选、评估、指定符合条件的药物警戒负责人，组织实施药物警戒具体活动。药物警戒负责人要得到法定代表人或主要负责人信任，能够贯彻管理意图，实现管理目标，同时要具有相应资质、能力，在技术层面能够依法依规开展药物警戒活动。

2.2.1.4.3 人员配备

法定代表人或主要负责人要为药物警戒活动配备足够数量且具有适当资质的人员。"足够数量"是指为药物警戒活动配备人员的数量应与持有人的类型、生产规模、品种数量、药品安全性特征以及企业发展规划相适应，人员过少可能导致药物警戒工作达不到GVP要求，而人员过多可能会增大管理成本。"适当资质"是指为药物警戒活动配备的人员应与其所承担的药物警戒职责相匹配，如专职人员应具备医学、药学、流行病学或相关专业知识，熟悉药物警戒相关法律法规和技术指导原则，并接受相关培训（如岗位知识与技能培训、专业基础知识与法规培训等），经培训评估合格后上岗。对于药物警戒活动委托外包的，建议在委托协议中明确承担药物警戒工作职责人员的数量、资质等，并在后续工作中对人员情况进行检查。

2.2.1.4.4 资源保证

药物警戒活动的开展需要配备相应设备与资源，如办公区域和设施、安全稳定的网络环境、纸质和电子资料存储空间和设备、文献资源、医学词典、信息化工具或数据库系统等。法定代表人或主要负责人有责任协调各部门，调配相应资源，配备到药物警戒部门，并通过有效的组织和协调，提供顺利开展药物警戒活动所需软硬件资源、沟通协调合作机制等。

2.2.1.4.5 持有人为境外企业

持有人为境外企业的，其指定的在中国境内的企业法人履行持有人义务，应明确法定代表人或主要负责人负责相应职责。

2.2.2 药物警戒负责人

2.2.2.1 法规要求

第二十四条 药物警戒负责人应当是具备一定职务的管理人员，应当具有医学、药学、流行病学或相关专业背景，本科及以上学历或中级及以上专业技术职称，三年以上从事药物警戒相关工作经历，熟悉我国药物警戒相关法律法规和技术指导原则，具备药物警戒管理工作的知识和技能。

药物警戒负责人应当在国家药品不良反应监测系统中登记。相关信息发生变更的，药物警戒负责人应当自变更之日起 30 日内完成更新。

第二十五条 药物警戒负责人负责药物警戒体系的运行和持续改进，确保药物警戒体系符合相关法律法规和本规范的要求，承担以下主要职责：

（一）确保药品不良反应监测与报告的合规性；

（二）监督开展药品安全风险识别、评估与控制，确保风险控制措施的有效执行；

（三）负责药品安全性信息沟通的管理，确保沟通及时有效；

（四）确保持有人内部以及与药品监督管理部门和药品不良反应监测机构沟通渠道顺畅；

（五）负责重要药物警戒文件的审核或签发。

2.2.2.2 背景介绍

药物警戒负责人是 GVP 实施的具体负责人，既具备一定的管理权限，又整体负责药物警戒体系的技术工作，是药物警戒活动的关键管理者。为更充分、有效开展药物警戒活动，欧盟 Directive 2001 /83 /EC 指令和欧盟 GVP 指南中规定，持有人应建立药物警戒体系，并配备一名药物警戒负责人（qualified person responsible for pharmacovigilance，QPPV）；在上市许可申请提交过程中或批准后，监管部门可能会要求持有人提供 QPPV 信息。

2.2.2.3 实施指导

药物警戒负责人是 GVP 对持有人药物警戒体系的基本要求，是药物警戒活动关键岗位，需要满足多个维度要求。

2.2.2.3.1 岗位职责

药物警戒负责人职责涵盖药物警戒体系运行和持续改进、药物警戒活动合规性、风险控制、信息沟通和重要文件的审核签发等。

A. 药物警戒体系运行和持续改进：药物警戒负责人总体职责是负责药物警戒体系的运行和持续改进，确保药物警戒体系符合相关法律法规和 GVP 要求。欧盟 GVP 要求，持有人应当自主决定，永久和持续地指定一名合格人员负责药物警戒，应当具备足够的权力去对质量体系和药物警戒活动的执行施加影响。

B. 确保药物警戒活动的合规性：合规性是药物警戒质量目标之一，是药物警戒负责人的基本职责，建议通过设定量化的质量控制指标，来衡量药物警戒体系是否合规有效运行。若合规性指标未能达标，药物警戒负责人需组织进行失误环节、培训、流程等方面的原因分析。

C. 监督开展药品安全风险识别、评估与控制，确保风险控制措施的有效执行：药物警戒负责人监督所负责的药物警戒体系从过程到结果的有效性，开展药品安全风险识别、评估与控制，确保风险控制措施的有效执行。欧盟 GVP 要求，药物警戒负责人应对所有相关方面的功能负有监督责任，包括标准操作流程、合同安排、数据库操作、有关质量的合规数据、定期更新报告、审计报告、快速报告提交的完整性和及时性，为人员提供有关药物警戒的培训及委托管理等。

D. 信息沟通管理：药物警戒负责人负责药品安全性信息沟通的管理，确保沟通及时有效；确保持有人内部以及与监管部门和监测机构沟通渠道顺畅。如针对监管机构的问询做出充分而及时的回复。欧盟 GVP 要求，药物警戒负责人应了解作为上市许可条件的任何情况或义务，以及与药品安全性或安全使用有关的其他承诺；应对药品的安全状况和任何新出现的安全隐患有总体的认识；为应对新出现的安全隐患而准备采取的监管行动提供意见和建议（例如，变更、紧急安全限制以及与患者和专业医护人员沟通）等。

E. 负责重要药物警戒文件的审核或签发：药物警戒负责人对重要药物警戒文件进行审核和签发，重要药物警戒文件包括：药物警戒体系主文件、上市后安全性研究方案、定期安全性更新报告/定期获益–风险评估报告、药物警戒计划等[15]。对于跨国企业境外总部起草/签署的重要药物警戒文件，涉及在中国使用的，应当以中文呈现，并由持有人指定的药物警戒负责人审核或批准。

2.2.2.3.2 岗位要求

A. 职级要求：药物警戒负责人应当具备一定职务，且为具有专业能力的管理人员。应保证药物警戒负责人具有足够的权限与影响力，能够影响与药物警戒体系相关的部门和负责人[17]。

B.专业要求：药物警戒负责人需具有医学、药学、流行病学或相关专业背景，"相关专业"可包含生物科学、化工与制药、化学等学科／专业等。

C.学历职称：药物警戒负责人应具备本科及以上学历或中级及以上专业技术职称。

D.工作经历：药物警戒负责人应从事药物警戒相关工作3年以上。除一直从事药物警戒工作属于具备工作经验外，既往从事与药品安全性信息收集、不良反应报告处理等有关工作的人员（例如医生、药师等）以及不良反应处理等工作的人员（例如不良反应监测专职人员）或岗位，也可考虑为具有相关工作经历。

E.工作技能：药物警戒负责人应熟悉药物警戒相关法律法规和技术指导原则，具备药物警戒管理工作的知识和技能。

2.2.2.3.3 管理要求

药物警戒负责人应当在国家药品不良反应监测系统中登记。相关信息发生变更时，药物警戒负责人应当自变更之日起30日内完成更新。

境外持有人应当在国家药品不良反应监测系统中登记其指定的在中国境内的企业法人确定的药物警戒负责人，相关信息发生变更的，药物警戒负责人应当自变更之日起30日内完成更新。

2.2.2.4 要点分析

2.2.2.4.1 药物警戒负责人的管理级别

由于药物警戒工作涉及面广、链条长、协调要求高，药物警戒活动和职责分布在不同部门，需要多个部门甚至全员参与。因此，如安排分管药物警戒部门的副总级别及以上管理者作为药物警戒负责人，将更有利于药物警戒活动的合规开展。对于持有人设置了药物警戒专门部门且承担药物警戒主要活动情况下，通过在授权书或任命书等相关文件中明确药物警戒管理权限及其他部门药物警戒职责，药物警戒部门负责人也可以作为药物警戒负责人。

2.2.2.4.2 药物警戒负责人的资质与培训

药物警戒负责人是药物警戒活动的主要组织者、实施者、监督者，其管理层级、专业技术、学历职称、工作经历和工作技能均应符合GVP要求。对于专业、学历等刚性条件，应严格按要求选择符合条件的人选。对于技能等通过学习可达到要求的条件，可通过进行针对性培训，使拟任人选符合GVP要求。欧盟GVP规定，申请人或持有人应在药物警戒负责人上任之前，为其提供与药物警戒系统有关的、适合其职务的培训，并对培训做适当的记录。在需要时，应该考虑为其提供在药物警戒系统所涵盖的药品方面的其他培训。

2.2.2.4.3 药品不良反应监测系统登记

境外持有人应当在国家药品不良反应监测系统中登记其指定的在中国境内的企业法人确定的药物警戒负责人。与此类似，参考欧盟 GVP 规定，不论其他活动的地点在何处，药物警戒负责人的居住地和开展工作的地点，以及药物警戒体系主文件所在地，都必须在欧盟境内。

2.2.2.4.4 人员交接管理

药物警戒是持有人持续性活动，作为药物警戒活动的实施者，人员相对稳定有利于药物警戒活动的持续性和连续性，也有利于药物警戒体系的稳定性。参考欧盟GVP 规定：上市许可持有人应当自主决定，永久和持续的指定一名合格人员，负责欧盟的药物警戒。在药物警戒负责人变更时，任何接任药物警戒负责人的人应该以书面形式明确接受下列变更：将有关药物警戒系统的责任转让给一位药物警戒负责人。

在我国实践中，持有人的人员变动经常发生，而药物警戒人员的变动，尤其是关键岗位如药物警戒负责人、药物警戒专职人员等的变动，可能导致产生数据丢失、信息更新不及时、相关研究中断等不良影响。因此，持有人应规范人员变动时，药物警戒活动的交接管理。

建议持有人建立药物警戒人员岗位变动、离职等的工作交接制度，涉及药物警戒工作的人员在离开药物警戒岗位时，将全部已有数据、文件、报告移交，并将应开展未开展、已开展尚未完成的工作向指定人员交接，交接工作应有相应记录。除岗位变动时药物警戒资料的交接，后续可能存在对前期工作需要解释说明的事项，故建议持有人在一定时间内保留岗位变动人员的通讯信息，以便在需要时能够联系到相应人员。

2.2.3 药物警戒部门负责人

药物警戒部门负责人负责持有人药物警戒部门的管理工作，主要职责是领导本部门履行相应药物警戒工作职责。

2.2.3.1 背景介绍

根据 GVP 规定，持有人应设置专门的药物警戒部门，且明确药物警戒部门及其他相关部门职责。药物警戒部门负责人的基本职责是领导药物警戒部门，完成部门药物警戒职责任务。药物警戒部门负责人还是药品安全委员会成员，承担药品安全委员会成员的工作职责。药品安全委员会的日常管理，可由药物警戒部门负责人领导药物警戒部门具体实施。

2.2.3.2 实施指导

2.2.3.2.1 岗位职责

药物警戒部门负责人负责药物警戒部门药物警戒活动的开展和实施，建议承担以下主要职责：①确保本部门药物警戒活动的合规性；②组织制定本部门药物警戒相关制度、程序、技术规范并监督实施；③组织开展药品安全风险识别、评估，提出风险控制建议；④开展与相关部门的沟通协调，保障药物警戒活动顺利开展；⑤承担药品安全委员会相关活动的实施。

2.2.3.2.2 岗位要求

建议药物警戒部门负责人满足以下岗位要求：①具备一定职务，且为具有专业能力的管理人员；②具有医学、药学、流行病学或相关专业背景，"相关专业"可包含生物科学、化工与制药、化学等学科/专业；③具备本科及以上学历或中级及以上专业技术职称；④具有药物警戒相关工作经验；⑤熟悉我国药物警戒相关法律法规和技术指导原则，具备药物警戒管理工作的知识和技能。

2.2.3.3 要点分析

药物警戒负责人和药物警戒部门负责人是持有人药物警戒体系的关键岗位，在两者分别设置的情况下，持有人应建立制度或机制，明确药物警戒部门负责人与其他部门负责人的分工；在两者兼任的情况下，应符合药物警戒负责人的相关要求。

作为药品安全委员会成员，在药物警戒负责人和药物警戒部门负责人分别设置的情况下，药物警戒部门负责人可领导本部门承担药品安全委员会日常管理事务，例如会议通知的下发、会议纪要的形成、会议报告的提交等。

2.2.4 药物警戒专职人员

2.2.4.1 法规要求

第二十六条 药物警戒部门应当配备足够数量并具备适当资质的专职人员。专职人员应当具有医学、药学、流行病学或相关专业知识，接受过与药物警戒相关的培训，熟悉我国药物警戒相关法律法规和技术指导原则，具备开展药物警戒活动所需知识和技能。

2.2.4.2 实施指导

2.2.4.2.1 数量要求

对药物警戒人员数量的要求参考 2.2.1.4.3 部分。配备专职人员数量要与持有人产品规模、药品安全性特征等相适应，满足持有人药物警戒活动需要。

2.2.4.2.2 资质要求

药物警戒专职人员应具备一定的专业知识，如医学、药学、流行病学或相关专业知识。"相关专业"的范围与持有人产品的类别和特性有关，专职人员应具有产品涉及专业的学术背景。

2.2.4.2.3 培训要求

持有人应将药物警戒专职人员培训纳入年度计划并实施，药物警戒专职人员要经过药物警戒知识的培训，使自己的专业知识不断完善，并与药物警戒要求相适应。

2.2.4.2.4 知识和技能要求

药物警戒专职人员是药物警戒工作的直接执行人，其药物警戒知识水平和能力将直接影响持有人药物警戒工作的合规性和质量。与药物警戒专职人员相关的药物警戒知识包括：药物警戒法律法规，如涉及境外药物警戒业务，还需要了解全球其他国家/区域的相关法律法规；药物警戒技术指导原则；药物警戒体系构成要素，包括机构人员、制度、资源及相关要求；药物警戒术语；质量管理体系要求等。与药物警戒专职人员相关的药物警戒活动所需技能包括：不良事件编码技能、文献检索技能、答复患者咨询技能、培训技能、沟通技能、项目管理技能、信息化系统使用技能（如药物警戒数据库及文件管理系统的使用）等[18]。

2.2.4.3 要点分析

GVP 对专职人员提出要具备"适当资质",是指专职人员的专业资质与持有人产品特性、发展规划和目标相匹配。例如持有人产品主要为中药,在对药物警戒专职人员资质的要求中,中医学、中药学专业就更为"适当"。

专职人员要经过药物警戒知识的培训。具备专业知识是基础,开展药物警戒活动,还应该学习掌握药物警戒的法律法规和技术要求。建议专职人员通过参加监管部门、监测机构组织的药物警戒相关的法律法规和专业技术培训,不断提升专业技术能力和水平。

专职人员应具备相应的能力。首先,专职人员所开展的药物警戒活动在内容、形式、程序、时限等方面合法合规,也就是符合合规管理的要求;其次,专职人员能将基本医药学知识和参加培训掌握的药物警戒知识运用到药物警戒活动中,实现对药品不良反应及其他与用药有关的有害反应进行监测、识别、评估和控制,也就是符合技术管理的要求。

对于持有人规模小、产品品种少的,建议在至少配备一名专门从事药物警戒工作的人员前提下,可聘请外部药物警戒技术人员辅助开展药物警戒工作,也可将药物警戒基础工作委托第三方。

2.2.4.4 案例分析

某持有人设置了药物警戒部门,明确了药物警戒专职人员、兼职人员岗位(图2-3)。在药物警戒岗位职责中,法定代表人对持有人药物警戒工作全面负责,任命的药物警戒负责人作为持有人药物警戒工作协调和统筹的分管领导,直接向法定代表人报告工作。药物警戒部门负责人负责部门各项事务。根据工作内容,药物警戒部门设置了管理/合规岗、信息收集/处置报告岗、风险识别评估控制岗、文件/报告/研究岗和交流/教育培训岗,兼职或专职完成药物警戒各项工作。

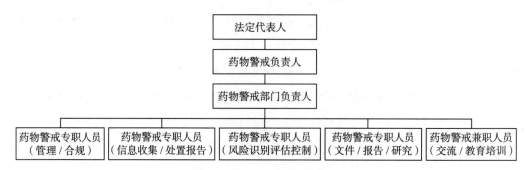

图 2-3 某药品上市许可持有人药物警戒部门岗位设置

2.2.5 其他相关部门人员

除药物警戒部门外，持有人其他相关部门也承担相应的药物警戒工作职责，其他相关部门人员主要职责是落实本部门的药物警戒工作职责任务。

2.2.5.1 法规要求

> 第十九条　持有人应当建立药品安全委员会，设置专门的药物警戒部门，明确药物警戒部门与其他相关部门的职责，建立良好的沟通和协调机制，保障药物警戒活动的顺利开展。
>
> 第二十条　药品安全委员会负责重大风险研判、重大或紧急药品事件处置、风险控制决策以及其他与药物警戒有关的重大事项。药品安全委员会一般由持有人的法定代表人或主要负责人、药物警戒负责人、药物警戒部门及相关部门负责人等组成。药品安全委员会应当建立相关的工作机制和工作程序。
>
> 第二十二条　持有人应当明确其他相关部门在药物警戒活动中的职责，如药物研发、注册、生产、质量、销售、市场等部门，确保药物警戒活动顺利开展。

2.2.5.2 背景介绍

GVP 第十九条、第二十条、第二十二条涉及药物警戒部门及其他相关部门的职责，其中部分职责明确由药物警戒部门完成，部分职责是药物警戒部门组织或参与完成，例如开展风险控制、风险沟通、药品上市后安全性研究、药物警戒相关的交流、教育和培训等。持有人可根据实际情况，明确药物警戒部门及其他相关部门职责。其他相关部门人员的职责主要是按照分工，完成相应的药物警戒任务。药物警戒相关部门负责人均为药品安全委员会成员，承担药品安全委员会成员的工作职责。

2.2.5.3 实施指导

持有人可根据其他相关部门承担的药物警戒职责，确定药物警戒其他相关部门人员的岗位职责、岗位要求等。

2.2.5.3.1 岗位职责

建议药物警戒其他相关部门人员的岗位职责包括：①药物警戒其他相关部门负责人确保本部门承担药物警戒活动的合规性；②药物警戒其他相关部门负责人组织制定本部门药物警戒活动的相关制度、程序、技术规范并监督实施，明确具体人员开展药物警戒活动，配合药物警戒部门完成药物警戒工作任务；③药物警戒其他相关部门负责人参加药品安全委员会相关活动，组织落实药品安全委员会的决策；④药物警戒其他相关部门承担药物警戒职责的人员按照要求开展药物警戒活动。

2.2.5.3.2 岗位要求

药物警戒其他相关部门负责人和人员的岗位要求，根据所承担药物警戒任务的需求确定。为履行药物警戒职责，其他相关部门负责人和人员可通过参加药物警戒相关培训，了解我国药物警戒相关法律法规和技术要求，达到所承担药物警戒职责对知识和技能的要求。

2.2.5.4 要点分析

药物警戒其他相关部门根据持有人药物警戒体系安排承担相应的职责，其他相关部门负责人和人员的职责是落实好部门职责，同时配合药物警戒部门开展相关工作。

药物警戒其他相关部门负责人和人员通过参加药物警戒法律法规和技术培训，了解法律法规要求，掌握相关技术要求，使本部门药物警戒活动合法合规。

作为药品安全委员会成员，药物警戒其他相关部门负责人应参加药品安全委员会活动，从本部门职责和所负责药物警戒工作的角度提出风险信号、研判处置建议，并实施或配合实施药品安全委员会的决策。

2.3 药物警戒培训

第二十七条 持有人应当开展药物警戒培训，根据岗位需求与人员能力制定适宜的药物警戒培训计划，按计划开展培训并评估培训效果。

第二十八条 参与药物警戒活动的人员均应当接受培训。培训内容应当包括药物警戒基础知识和法规、岗位知识和技能等，其中岗位知识和技能培训应当与其药物警戒职责和要求相适应。

GVP第二十七条要求：持有人应当建立科学的培训体系，根据企业内部的药物警戒岗位和药物警戒相关岗位设置情况及规定的岗位职责来制定企业总体的药物警戒培训计划，同时根据岗位人员的专业背景、人员能力及企业开展药物警戒活动具体情况制定详细的人员培训计划，培训计划中应包括新入职初级培训和持续的培训。培训体系应包括组织实施、培训档案管理及培训效果评估等。

GVP第二十八条要求：培训的覆盖面应包括持有人企业内部所有参与药物警戒活动的部门和人员，包括药物警戒部门及相关部门人员，也包括各后勤、管理部门人员。培训内容应包括药物警戒法律法规、技术指导原则/指南、管理制度和操作流程、信息化相关等知识培训和实践技能培训。培训的岗位知识和技能知识应当与岗位职责要求相适应。

药物警戒培训体系见图2-4。

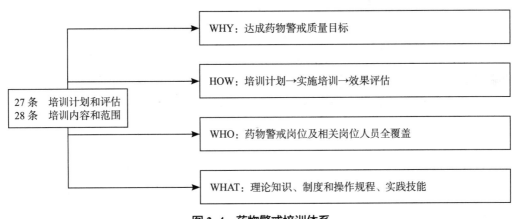

图2-4 药物警戒培训体系

2.3.1 概述

持有人应科学建立药物警戒培训体系，保证药物警戒岗位和相关岗位人员掌握药物警戒相关知识体系框架，提升宏观思维能力，逐步学习掌握岗位知识和技能知识。

2.3.1.1 药物警戒相关知识体系框架

开展药物警戒活动依托于组织体系、法规体系、技术体系和信息化体系4个体系，即持有人在建立药物警戒组织机构的基础上，依托法律法规体系、借助信息化体系开展技术活动，主要技术活动包括安全性数据的收集和报告、安全性信息的评价与分析、安全性信号预警、风险识别与评估、开展药物流行病学研究等。

2.3.1.1.1 组织体系

持有人药物警戒组织体系，参见本书 2.1 和 2.2 部分内容。

2.3.1.1.2 法规体系

药物警戒活动的法规体系由开展药物警戒活动相关的法律法规、部门规章、文件及技术指导原则等组成，是持有人开展药物警戒活动的法规依据，也是监管部门和监测机构履行职责的依据。国家法规、地方法规及监测机构的技术规范构成了三个层级的法规体系。

2.3.1.1.3 技术体系

技术体系包括报告体系、评价体系和服务体系。

报告体系是技术体系，是分析评价的载体，也是安全信息的来源。它涉及信息的采集、报告的格式、报告的范围和程序、报告的质量、报告的规范术语等多个要素，是能否获得有用信号，达到预警作用的原材料来源。药物警戒报告涉及的范围包括新药临床期间不良反应的分析和评估、对临床前安全性试验结果的分析和再评价；上市后药品不良反应监测、不合格药品、医疗错误、超说明书用药、急慢性中毒的病例报告、药品的滥用和误用、药品与其他药品和食品的不良相互作用等。

"评价"是整个技术体系中最核心的工作，以科学为基础的评价与分析是作出正确评价的保证。分析评价工作是一项专业性极强的工作，要求评价人员具有扎实的药学基础和临床经验。药品与不良反应之间因果关系的评价，即使在优秀的专家间也会有分歧。通过对报告的分析评价，提取药品安全性信号，从而达到预警的作用，是安全性监测体系的输出结果，也是体系目标的最终体现。这个体系包含了信号的检测、筛选、确认和形成预警报告的过程，整个过程主要是通过信息化结合专业人员的判断来完成。

服务体系可以理解为持有人采取风险控制措施的环节。所有的基础性数据收集、评价、统计和分析的目的，是为了利用数据发现风险，及时控制风险。持有人采取风险控制措施降低已识别风险，保障公众用药安全，就是药物警戒保护和促进公众健康的服务目标。

2.3.1.1.4 信息化体系

持有人在"药品上市许可持有人药品不良反应直接报告系统"（简称"直报系统"）建立持有品种的档案资料（产品基本信息、注册资料和药品说明书等）、录入收集到的个例药品不良反应报告、提交定期安全性更新报告（PSUR）或定期获益－风险评估报告（PBRER）。

持有人可以根据持有品种的数量、品种风险程度、品种安全性信息数据量的多少以及药物警戒人员技术能力来决定是否购买"信息化系统"处理药品安全性信息和数据，以便于在海量的数据中，及时发现已知的或潜在的风险。

2.3.1.2 培训一般性要求

参考《欧盟药物警戒质量管理规范》（EU-GVP）规定，针对药物警戒的人员培训包括：一个组织是否能够达到开展药物警戒流程的要求并获得预期质量结果，与其是否有足够数量的经过适当培训、具备相应资质、有胜任能力的人员有着本质的联系。

所有参与药物警戒活动的人员都应当接受初级培训和持续的培训。对于上市许可持有人，该培训应当与这些人员的职务和职责相关。

组织应当保管培训计划和记录，以记载、维护和提高人员的能力。培训计划应该以对培训需求的评估为基础，并且应该接受监督。

培训应该支持相关技能的持续改进，支持科学流程的应用和专业发展，确保成员具备相应的资质，了解相关的药物警戒要求，以及具备所分配任务和职责相关的经验。组织的所有成员都应该收到并且能够查找相关信息，告知其在获悉安全性问题时该做些什么。

组织内应该配备相应的流程，依据组织以及各个成员设定的职业发展规划、相应的理解水平，针对员工在药物警戒工作中被分配的任务和责任开展相应的培训结果检查，明确尚未满足的培训需求。

对于那些没有分配具体的药物警戒任务和职责，但其活动可能对药物警戒系统或药物警戒的开展有影响的人员，组织也应该考虑提供充分的培训。此类活动包括但不限于那些与临床试验、产品技术投诉、医学信息、销售和市场、法规事务、法律事务和审计有关的活动[19]。

2.3.2 开展药物警戒相关知识培训的目标

2.3.2.1 开展药物警戒相关知识培训的必要性

开展药物警戒活动，我国尚处于初期阶段，但也是一个快速发展的阶段。我国不断完善的法律法规体系为持有人开展药物警戒活动提供了依据，同时也对持有人提出了不断跟进、研读和理解法律法规，保证药物警戒活动"合规性"的要求。在此基础之上，持有人应加强药物警戒技术体系相关知识和方法的学习，提高药物警戒整体认知水平，在企业内部探索和实践，并不断完善药物警戒实践的方法。药物警戒体系的有效运行，仰赖于企业全员的共同参与和努力，方可达成质量目标。为此，持有人需要培训出足够数量的、具备相应资质、有胜任能力的药物警戒工作人员。

2.3.2.2 开展药物警戒培训的目标

提升全员药物警戒意识和认知水平，明确药物警戒活动以"保护和促进公众健康"为目的，保证所有员工理解这一目标。培训终将是一个长期、持续性的过程。

提升药物警戒专职人员的认知水平和工作能力，包括持续提升知识、技能水平，提升药物警戒工作的质量与效率；提升特定岗位人员报告能力，如医药代表、临床监察员（clinical research administrator or clinical research associate，CRA）及其他非专职药物警戒人员，上报安全性信息的意识与能力，确保安全性信息及时记录和传递。

2.3.3 构建科学合理的药物警戒培训体系

培训体系包括建立科学、完善的培训制度、制订合理的培训计划、选择高质量有效的培训教材、培训效果评估等方面。持有人每年制订下一年度详细的培训计划，应包括培训的主要方向和内容、培训形式、参加人员数量以及预算等。

2.3.3.1 构建药物警戒培训体系的要求

培训是一项系统性较强的工程[20]，持有人应根据自身药物警戒活动发展规划，建立科学有效的培训体系，确保培训达到预期的目标，确保实用性和合理性。

- 建立完善的培训制度。培训制度可以包括计划、实施、激励、考核、奖惩等组成。
- 制订合理的培训计划。培训计划应当科学、合理，不能盲目、空洞。培训的频次和内容既要满足法规的要求，又要体现可操作性和实效性。
- 制订多层次的培训方案。合理的培训方案，应考虑不同岗位的职责要求和人员实际业务能力水平，分类别、分层次、建立长期的培养规划。
- 科学管理和组织实施培训。明确各类培训的管理部门和各部门职责，分工合作，保证培训实效性。
- 重视培训结果评估。开展综合的培训评估，用实践检验培训效果，达到不断提升培训水平的目标。

2.3.3.2 构建药物警戒培训体系的策略

2.3.3.2.1 提高人才培训重视程度

持有人首先应提高对于药物警戒培训的重视程度，药物警戒培训不仅包括提升药物警戒岗位人员履行职责能力的培训，也包括对于企业药物警戒人才的素质培养。人才培训与企业发展密切相关，逐步提高人员的职业素质和服务能力，能保证持有人上市后药品风险管理和风险控制，同时对于推动企业药物警戒发展和树立企业优良形象大有裨益。

2.3.3.2.2 加强人才培训监督

持有人人才培训体系的顺畅运行和实施，离不开各相关部门的有效监督和审核。有效构建培训体系并保证每名员工在培训中得到理论或者实践能力上的突破，推动建立人才结构朝着更加人性化和专业化的方向发展[21]。

2.3.3.2.3 完善人才培训方案

在分析企业内部人才队伍现状基础上，注重将企业培训管理制度、培训课程设定、培训教材开发、讲师队伍建设等融合，形成一套结构化的动态体系，不断提升员工学习效率。针对不同岗位、不同层次的人员，制定相对合理的人才培训内容和周期。

持有人不应拘泥于一种培训方式，可以采取多种方式开展培训、讲求培训实效。

2.3.3.2.4 坚持开展长期持续性培训

培训是一个永恒的话题，长期的培训是保证人员持续跟进工作发展要求的手段。培训应长期开展，持有人应当做好培训记录和保存好培训档案。尤其不能忽略的是，在人员岗位变更时，原有岗位人员进行交接，也是一个培训的过程，也应当做好相关的培训记录和交接记录并妥善保存。

2.3.4 培训管理

培训管理由需求分析、计划制定、培训实施和效果评估 4 个环节组成，是一个闭环化的流程，构建企业培训体系需重点关注需求分析和效果评估 2 个环节。需求分析是培训工作的起点和基础，只有自上而下和自下而上的将管理层意志即持有人发展战略目标与员工个人发展相结合，对岗位职责和所需技能以及员工自身素质不足之处进行详细分析，才能制定正确的培训需求[22]。持有人组织和开展的药物警戒培训，可以由药物警戒部门管理，也可以由人力资源部门统一管理。

2.3.4.1 培训前准备

培训组织者应做好培训前期准备工作。外部培训包括预算和费用、特殊事项或应急事项处置（例如疫情防控等）、报销管理等。内部培训包括场地准备、发放通知、师资邀请、课程制定、培训记录等。

2.3.4.2 培训计划和要求

培训计划应该基于对培训需求的评估，并且应该接受监督。员工在培训期间必须严格遵守培训纪律，尊重授课人及组织者劳动。

2.3.4.3 建立和保存培训记录

人力资源部门对每次参加培训的人员、培训内容、考试考核成绩、培训效果评价等资料收集纳入员工培训档案。

持有人应当保管培训计划和记录，以记载、维护和提高人员的能力。

2.3.5 培训形式

2.3.5.1 外部培训和内部培训

为了更好地理解和组织培训，可以把培训分为持有人参加外部培训和持有人组织内部培训。持有人派员参加外部培训以及组织开展内部培训，要讲求实效性。在采取多种形式学习相关理论知识基础上开展本企业内部药物警戒技能实践，将理论与实践结合，转化为人员素质能力的提升和持有人药物警戒相关工作水平的提升。

2.3.5.1.1 外部培训

外部培训包括线上或线下的专业培训、公开课、继续教育等。持有人派员参加国家、省级、市级监管部门或监测机构以及学术团体等组织开展的适宜的系统的药物警戒相关培训，可以获取药物警戒理论知识和实际操作的指导。参加线下培训班可以增强参与培训持有人之间的交流，更好地理解理论知识和不同持有人开展的药物警戒实践。

2.3.5.1.2 内部培训

持有人希望获得药物警戒岗位的人才，除了对外招聘，内部人才培养也是一条重要的渠道。内部培训包括自学、网络学习、专题讲授、现场操作、案例培训、主题会议、头脑风暴、工作现场即时性培训、外聘专家培训等。持有人根据培训计划，组织内部广泛的交流、学习和培训，利于持有人在理论学习的基础上，在探索和实践的过程中，不断更新和完善已建立的药物警戒质量体系和技术体系，持续改进，持续提升药品风险防范水平和能力。

持有人可以内部自行组织培训，也可以邀请行业专家到公司授课。对于企业新员工培训，在入职培训中增加药物警戒相关内容。全员培训每年至少进行一次。药物警戒专职人员的培训，应逐渐形成体系。

2.3.5.2 开展培训的形式

具体开展培训的形式包括面对面课堂教学、视频（音频）课程自学等。除了运用以实践经验为主导的传统讲授式教学、岗位实践、素质拓展等培训方式外，还可采用"碎片化学习"等方式。"碎片化学习"是指员工可根据组织要求或自身需要，不定时利用工余时间，通过企业内部网络教育学习平台，学习经过有效淬炼后的企业相关业务知识或规章制度等课程的一种方式。"碎片化学习"能较大程度地缓解传统的工学矛盾，有效提高员工学习效率，让企业员工在不耽误现有工作的情况下，发挥出空闲时间的最大价值化。

持有人可以指定人力资源部门负责组织全年培训工作，负责培训地点、培训器材的准备，以及培训记录的收集管理等；药物警戒部门可以配置专人从事培训管理或参与培训内容设计等工作，也可以赋予药物警戒部门上述岗位职责，确保与药物警戒活动有关的所有人员均经过培训，培训内容应与岗位要求相适应。

2.3.6 培训的人群和内容

有很多持有人比较关心药物警戒培训是否需要覆盖到公司全体员工。如果要开展全员培训，需要培训的内容包括哪些知识。针对这些具体的问题，持有人应客观、全面地理解开展药物警戒相关知识培训的目的和要求。按 GVP 第二十八条规定，持有人开展药物警戒活动，培训需要在药物警戒岗位及相关岗位人员全覆盖。这并不是对所有人都需要系统地培训中国 GVP 等内容，而是应当根据不同岗位的需要，培训其在药物警戒活动中对应职责的知识体系和技能等相关内容。

持有人或申办者，应界定参与药物警戒培训的人员范围和内容。药物警戒培训可以按人群分层为药物警戒专职人员和非药物警戒专职人员；也可以分为新员工培训和全员培训。

药物警戒培训的内容围绕药物警戒组织体系、法规体系、技术体系、信息化体系等 4 个体系展开。药物警戒的基本活动包括：收集和管理药品安全性数据；评估数据，为安全性问题制定决策；主动进行风险管理以尽量降低与药品使用相关的潜在风险；采取行动以保护公众健康；与利益相关者和公众进行沟通并向其公布相关信息；对行动结果进行评价，对关键程序进行审查[23]。

举例说明针对不同培训人群的主要培训内容如表 2-1 所示，持有人可以参考。

表 2-1 举例说明针对不同培训人群的主要培训内容

部门	岗位	培训包括但不限于以下方面的内容
领导层	药物警戒负责人	1. 明确知晓药物警戒的基本活动包括的内容 2. 知晓直接参与药物警戒活动过程的相关方包括：患者；医生、药剂师、护士和其他卫生保健专业人士；监管机构；制药企业 3. 知晓持有人应建立一个强大的药物警戒体系，更好地推进药物风险/获益平衡，提高临床用药水平，为公众用药安全保驾护航[24] 4. 提升持有人内部对药物警戒的认识和理解，组织各相关部门建立高效药物警戒体系的方法 5. 突发事件应急处置的组织、协调方法 6. 具备审核药品上市后安全性研究方案的知识（GVP 七十五条）、具备审核药品定期安全性更新报告（PSUR）的知识（GVP 八十二条） 7. 其他相关知识
药物警戒部门	药物警戒部门负责人	药物警戒体系建设、药物警戒人员要求和培训、药物警戒文件管理、药物警戒审核等方面： 1. 药物警戒部门职责及人员职责 2. 药物警戒相关部门及其工作职责 3. 我国药物警戒相关法规体系要求 4. 我国及本省份药品监管部门和监测评价机构对于持有人开展药物警戒活动的监管要求 5. 全面创建符合国家要求的人员管理制度和药物警戒体系文件 6. 其他相关知识
	药物警戒专员	1. 明确药物警戒部门职责及自身岗位职责 2. 掌握我国开展药物警戒活动的法规体系、技术体系、信息化体系 3. 掌握本省份药品监管部门和监测评价机构提出的具体要求 4. 熟悉持有人持有品种的品种档案，包括产品基本信息及风险特征等知识 5. 运行持有人不良反应报告收集、文献检索、突发事件信息传递、PSUR 撰写、信号检测等制度 6. 熟练操作"药品上市许可持有人药品不良反应直接报告系统"各项功能 7. 其他相关知识
药物警戒相关部门	质量部	1. 掌握药物警戒相关法规总体要求，以保证配合完成药物警戒质量体系文件内审 2. 其他相关知识
	注册部	1. 药品安全性特征相关知识 2. 临床试验期间药物警戒 3. 其他相关知识

部门	岗位	培训包括但不限于以下方面的内容
药物警戒相关部门	医学部或研发部	1. 个例药品不良反应信息评价 2. 临床试验期间药物警戒 3. 其他相关知识
	生产部门	1. 产品质量调查相关知识 2. 其他相关知识
	销售部门	1. 收集药品安全性信息等 2. 其他相关知识
	市场部门	1. 咨询电话信息的登记、传递和管理 2. 市场项目中药物警戒条款的遵循和执行等知识 3. 其他相关知识
全体员工		1. 全员掌握"持有人和申办者应当基于药品安全性特征开展药物警戒活动，最大限度地降低药品安全风险，保护和促进公众健康"的目标 2. 全体员工均需完成药品不良反应及其他与用药有关的有害反应个例报告（ICSR）报告责任的培训，明确 ICSR 报告要求、方式和责任。员工在获知任何产品 ICSR 后，均应根据持有人内部要求上报药物警戒部门 3. 其他相关知识

2.3.6.1 外部培训的人群和内容

持有人派员工参加外部培训，学习药物警戒相关法规、基础理论知识和方法学等必要的知识。

药物警戒部门员工参加国家、省、市药品监督管理部门组织的药物警戒培训，可以系统学习相关理论知识，与参训人员交流本企业药物警戒实践的经验和问题，深入理解和吸收国家开展药物警戒活动的要求。

药物警戒相关部门员工也可以参加外部培训，系统学习药物警戒相关知识，便于配合药物警戒部门开展药物警戒活动。

2.3.6.2 内部培训的人群和内容

持有人药物警戒人员组织各相关部门人员开展药物警戒培训，根据不同部门在药物警戒活动中的职责分层次、分类开展培训，培训内容包括质量体系文件和相关知识的培训。

2.3.6.2.1 新员工入职培训

持有人所有岗位新员工入职培训中，应包括药物警戒相关知识的培训和质量体系文件中各部门承担药物警戒活动相关职责的培训。

药物警戒部门人员应组织培训资料对新员工进行"识别和报告疑似药品不良反应及其他安全性信息"内容的培训。

2.3.6.2.2 药物警戒部门人员培训

持有人应组织药物警戒部门人员持续性培训，及时跟进国家法规体系的学习，遇国家法规体系有新颁布或修订的情况，应及时组织内部法规培训或参加外部培训。

持有人药物警戒专职人员，首先要充分了解本企业持有药品的情况，包括药品品种数量和种类，每一个药品的首次注册时间和药品本身属性存在的风险等。要掌握药物警戒相关基础知识和法规，同时应注重 MedDRA 编码技能、医学知识、文献检索技巧等专业技能培训。此外，还需要具备建立与维护药物警戒体系所需的知识，包括：药物警戒的重要性与药物警戒论；开展委托药物警戒相关业务的协议签署等；如涉及境外药物警戒业务，还需要了解全球其他国家/区域的相关法律法规；药物警戒技术指导原则（主要为 ICH E2 系列）；药物警戒体系构成要素，包括机构人员、制度、资源及相关的细节要求；药物警戒术语；掌握质量管理体系和全面质量管理理念的相关知识。

持有人药物警戒兼职人员，主要培训内容包括药物警戒相关法规和岗位职责培训。

2.3.6.2.3 药物警戒相关部门人员培训

药物警戒相关部门人员包括但不限于：公司法人，前台、保安，非正式员工（如实习生），承包商（如 CRO 公司或代理商），第三方合作方［如研究者、许可合作伙伴（license partner）］等。培训内容应与岗位需求相适应。

- 对普通员工培训"什么是疑似药品不良反应"，当获知涉及公司产品的疑似药品不良反应信息后，如何上报到药物警戒团队。
- 销售人员除了明确上报途径外，还需配合随访。
- 培训药品安全委员会成员了解其职责、管理制度、决策机制和事件处置要求。
- 每年对老员工及第三方员工进行"识别和报告疑似药品不良反应及其他安全性信息"内容的加强培训。

2.3.6.2.4 转岗培训

员工在岗位调动后，应在岗位调动试用期内进行适应新岗位的转岗培训。转正考核内容建议偏重于岗位应知应会知识和技能的考核。例如，原药物警戒部门负责人转岗或者离任，进行与新接任的药物警戒部门负责人和药物警戒专员的培训与工作交接，这个交接培训是离任人员的义务。应做好培训记录、交接记录并妥善保存。交接内容可以包括岗位职责要求，与各部门之间的协调关系和信息共享机制，产品信息、安全性数据信息以及信息化系统相关的保存和使用等相关资料。

2.3.6.2.5 全员性培训

全员性培训（包括第三方）首要的是明确持有人开展药物警戒活动的目标，主要内容包括质量体系文件中与药物警戒活动相关的职责培训和 ICSR 报告的要求。

2.3.7 培训考核和培训效果评估

在实施培训的过程中以及某个培训项目结束后，可以针对培训开展评估或阶段性考核。培训评估的目的，是为了从培训过程中发现问题，进而达到指导培训工作的持续改进[25]。

2.3.7.1 针对培训学员的个体考核

柯氏四级培训评估模式（Kirkpatrick Model）由国际著名学者威斯康星大学（Wisconsin University）教授唐纳德. L.柯克帕特里克（Donald.L.Kirkpatrick）于1959 年提出，是世界上应用最广泛的培训评估工具[26]。在这四个级别的评估中，每个级别都是极为重要的，都会对下一级别具有一定的影响。

培训效果评估与培训结束后的时间关系如图 2-5 所示。

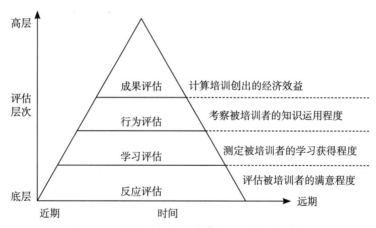

图 2-5 培训效果评估与培训结束后的时间关系

第一级，反应评估：衡量参与培训项目的学员对培训所做出的反应；也称为顾客满意度的测量。

第二级，学习评估：参训学员参加培训项目后，能够在多大程度上实现态度转变、知识扩充或技能提升等相应结果。

第三级，行为评估：参训学员参加培训项目后，能够在多大程度上实现行为方面的转变。

第四级，成果评估：参训学员参加培训项目后，能够实现的最终结果。

严格来讲，第四级结果层级的评估是对组织绩效改进的评价，也就是对培训有效性的终极检验。首先组织绩效不是学员个人绩效，而是需要从长远利益出发，往往不是一两次简单的培训能起到作用的。其次培训效果不会立刻显现，需要一定时间的积淀才能对组织绩效产生影响[27]，因此培训工作应该着眼企业的战略目标，与其他人力资源管理模块形成相互支持的完备体系，增强企业培训的有效性。

持有人对参与培训的员工实施培训效果评估，可以参考柯氏四级培训评估模式，根据企业自身的质量体系和管理模式使用具体的指标和方法来进行考核和评估。最直接的体现在于考试。根据需要掌握的知识点，列出考题，所有参与培训的人员必须通过考试。评估方法必须是客观的和可量化的。不同的评估方法适用于不同的学习内容：例如，针对学习的原理、理论知识，通常使用纸笔测验；针对技能、技术掌握情况通常采用演示的方法；针对态度的改变，通常使用演讲、角色扮演的方法。

2.3.7.2 针对培训项目的效果评估

培训的有效性是指通过培训帮助组织达到预期培训目标的程度。评估培训有效性不是简单的对培训项目本身进行评估，而是对培训对象的整个学习过程以及通过员工培训对组织绩效的影响程度进行评估。通过对培训有效性的评估将学习过程和岗位强化过程进行整合以帮助完成组织高层次的目标[28]。

某个培训项目完成后，可以根据个体考核情况总体评估该项目的设置、组织、完成情况以及培训效果进行评估。对于药物警戒相关部门人员的培训覆盖率及考核合格率，建议在药物警戒质量目标及各部门负责人的业绩指标中予以体现。

2.3.8 培训记录和档案

持有人应科学整理和保存培训档案，做到分类保存、明显标识、便于查阅。

文书档案主要记录了工作中每个部分的重要内容。作为一项关键时刻能够使用的重要凭证，它不仅可以为验证历史提供重要依据，还可以更好地指导下一步工作。由于文件资源的数量非常多、内容较为繁杂，包含各种文字资料、图标资料、影像资料等，是形成庞大的档案系统的基础支撑，承载的载体也越来越丰富。在新时期，根据新情况，文件档案管理人员应提高管理水平、技术水平和工作效率，提高整体工作能力，实现文件档案管理的标准化、现代化、科学化，有助于提高单位整体的档案管理水平[29]。

2.3.8.1 培训资料的整理和保存

整理和保存档案的目的是为了便于查阅、使用，为持有人开展持续性培训奠定基础。

培训资料包括书籍、光盘、录音、网络资源、讲义、规程文件、课堂笔记、PPT、试卷等。培训资料的获取：购置教材包括专业书籍、教学光盘、网络资源；外训教材以及录音、讲义、课堂笔记、PPT等；内训教材以及规程文件、讲义、PPT、案例分析、试卷等。

整理档案可以包含编号、排列、分类3个主要工作内容，持有人应按照相关法律法规以及单位内部档案管理制度，认真做好档案的分类和保存工作。例如按专业技术、政策法规、案例等分别进行编号存储。

2.3.8.2 培训相关质量体系文件的保存和记录

人力资源部门可以为药物警戒部门人员建立药物警戒体系独立的个人培训档案。

持有人建立培训制度，体系文件中应建立台账和记录。参加、组织和开展的药物警戒培训应系统进行记录，并按文件要求保存记录。培训记录应包括培训计划（培训通知）、签到单、培训课件（材料）、考核记录（培训试卷）、现场照片等资料。

培训效果评估资料，可以一并保存。

在组织培训时，持有人可以打造内训师队伍，最大化内部资源[30]。企业内训师是企业培训体系的基础。持有人可以建立内训师管理制度，并建立选拔和激励制度激发潜在内训师人才的积极性，可以使企业内部的宝贵经验得以沉淀和传承。

持有人可以逐步建立药物警戒部门及药物警戒相关部门之间的信息共享和知识分享机制。保证药物警戒相关知识的学习，达到各相关部门协调、配合，达成药物警戒总体目标。

2.4 设备与资源

第二十九条　持有人应当配备满足药物警戒活动所需的设备与资源，包括办公区域和设施、安全稳定的网络环境、纸质和电子资料存储空间和设备、文献资源、医学词典、信息化工具或系统等。

第三十条　持有人使用信息化系统开展药物警戒活动时，应当满足以下要求：

（一）明确信息化系统在设计、安装、配置、验证、测试、培训、使用、维护等环节的管理要求，并规范记录上述过程；

（二）明确信息化系统的安全管理要求，根据不同的级别选取访问控制、权限分配、审计追踪、授权更改、电子签名等控制手段，确保信息化系统及其数据的安全性；

（三）信息化系统应当具备完善的数据安全及保密功能，确保电子数据不损坏、不丢失、不泄露，应当进行适当的验证或确认，以证明其满足预定用途。

第三十一条　持有人应当对设备与资源进行管理和维护，确保其持续满足使用要求。

2.4.1 概述

药物警戒体系建设是人员、设备、信息、环境和法规因素缺一不可的系统化建设，需要持有人以药品质量和安全为终极目标，通过长周期和高投入完成，还需持有人以保障公众用药安全为第一准则，适时根据药物警戒变化不断发展和提高自己。在全面质量管理中，"人、机、料、法、环"的"机"指的是制造产品所用的设备；而相对于药物警戒来说，"机"指的是基于计算机系统的各类数据库：药物警戒数据库、文献检索数据库。

2.4.1.1 药物警戒数据库

收集到安全性信息"料"后也需要进行一系列核实、报告、分析、评价、汇总的处理，并对不同的安全性信息进行管理和维护，如果企业拥有自己的药物警戒数据库则事半功倍。

药物警戒数据库对安全性信息的存储容量、处理速度、管理能力和传递效率均显示出了极大的优越性，通过药物安全数据库的建立使得制药企业能够基于更加真实的医疗背景和大量的患者信息进行安全性信息的收集、分析、研究和上报，提取药品的安全性信号，从而实现对产品的全生命周期的风险管理[31]。

我国持有人可以根据自己的实际情况建立相应的数据库和数据信息处理系统。

2.4.1.2 文献检索数据库

文献数据是药品安全性信息的一个重要来源，持有人应对广泛使用的文献数据库进行系统化的检索和回顾。

国内文献检索常用的数据库包括：中国知网（CNKI）、维普网（VIP）、万方数据库等；国外文献检索可使用 PubMed（Public Medline）数据库、Embase 数据库、Ovid 数据库等，持有人可根据情况选择数据库或期刊。一般，国内外文献均要求至少要同时检索两个数据库，未在境外上市的药品也应该检索国外数据库。

参考《欧盟药物警戒质量管理规范》（EU-GVP）规定药物警戒所需的设施和设备包括：是否能够达到开展药物警戒流程的要求并获得预期质量结果，与用来支持这些流程的设施和设备息息相关。设施和设备应该包括办公空间、信息技术（IT）系统和（电子）存储空间。设施和设备的位置、设计、构造、改动和维护应该符合它们的预期用途，并与药物警戒的质量目标相一致，还可保证业务持续性。应该对开展药物警戒活动的关键设施和设备进行适当的检查、资质验证和（或）有效性确认，以明确它们是否符合预期用途。应该配备相应的流程，保持使用的术语集为当前有效版本，并相应地更新 IT 系统。

2.4.2 一般性要求

目前阶段，我国持有人应当配备满足最基本的药物警戒活动的设备和资源。持有人应基于 GVP 条款检查本单位开展药物警戒活动所需的设备与资源是否均已到位。如有不足，应及时制定预算、进行采购，以保证药物警戒相关工作能够顺利开展。随着药物警戒活动不断深入开展和持有人发展规划，持有人应该逐步配备和完善更加专业化的设备和资源。

设备包括办公区域和设施、安全稳定的网络环境、纸质和电子资料存储空间和设备；资源包括文献资源、医学词典、信息化工具或系统等软件。对于设备和资源，应进行适当的检查、资质验证和（或）有效性确认，以明确它们是否符合预期用途。

2.4.3 设备

2.4.3.1 办公室 / 办公区域和档案存储空间

固定的办公区域和固定的档案存储空间均是保证药物警戒活动持续性开展的最基本的硬件设备。

持有人应当设置专门的、固定的药物警戒部门的办公室或者办公区域，办公室或办公区域应当有明显的药物警戒部门标识，相关的平面图上应当明确标示药物警戒办公室或办公区域。持有人的药物警戒相关部门均应熟悉药物警戒活动办公场所。持有人所有内部员工均应知晓药物警戒办公室或办公区域的位置。对于办公区域，提倡"清洁"原则，打印的药物警戒相关资料及时取走，任何可能涉及安全性信息的资料不能随意放置在公共区域。药物警戒工作区域，对于信息安全的要求可能比其他区域更高，必须有相应的门禁管理，非公司人员绝不能够随意进出。

药物警戒办公室或办公区域应当配备存储纸质和电子资料的空间或设备，可以在药物警戒部门的办公室里配备存储纸质资料的文件柜，也可以在档案室中有固定的区域存储药物警戒活动相关纸质资料，应当有明确的标识。药物警戒日常工作中产生的可能仍需随时使用的文件，一般存储在办公区域附近的文件柜中，为了确保药物安全相关资料的保密性，文件柜应当上锁，仅供药物警戒人员使用。对于需要长期存档的文件，存储条件要求颇高，需防火、防盗、防蛀等，因此市场上也有专业的文件存档管理供应商，以满足此类需求，且配置文件查询追溯功能。很多国际性制药公司，按固定时间频率或按项目，以专用纸箱将文件打包、存储、编号，寄送至供应商管理。需要时再进行提取。

2.4.3.2 电脑、网络环境和电话

药物警戒部门应当配备满足条件的电脑和网络环境，需接受企业信息安全的管控。药物警戒相关工作中，必须有足够的信息安全意识。

药物警戒团队可根据需要配备专用电话（移动电话），用于接收患者、消费者、医务人员等各来源的不良反应报告，或用于随访、核实相关信息。该电话号码需以公司名义注册、申请，以保证即使人员变动，该号码产生的电话记录也可以随时获取。

持有人在药品说明书上标注的电话号码应是有效电话号码，持有人可以根据企业自身的管理模式在药品说明书上发布指定的信息收集部门的电话号码。持有人应保证相关药品安全性信息收集部门与药物警戒部门信息传递途径的通畅。

2.4.3.3 存储设备

持有人药物警戒部门应使用安全的存储设备定期备份电子档案资料，并做好存储设备的保存和保密。

电子存储成为现代常用的存储形式。一般公司内部服务器上具有独立开辟的公

用的存储盘（以下简称"公司公盘"），但公司公盘存储可能存在一定的安全隐患，公盘读取无稽查痕迹，相关文件可能因误操作被删除，未及时发现可能导致无法找回。因此，电子存储建议使用具有文件存储功能的信息化系统。

2.4.4 资源

2.4.4.1 安全稳定的网络环境

当前，药物警戒相关工作包括药品安全性信息的收集、传递、评价以及信号检测等，均需要依托网络开展，安全稳定的网络成为工作之必需。

持有人应当为开展药物警戒活动准备适宜的网络环境，同时应配备 IT 技术人员支持和保证网络的稳定、故障的排除、信息的保密等。

2.4.4.2 国家直报系统的注册和运维

2019 年 1 月 1 日，国家药品监督管理局药品评价中心（国家药品不良反应监测中心）启用"药品上市许可持有人药品不良反应直接报告系统"（以下简称"直报系统"）（https://daers.adrs.org.cn/）。我国境内的持有人和进口药品代理商应在直报系统中进行注册，每一家持有人注册一个用户，并将持有的产品信息进行注册和维护。

直报系统分为"权限系统"和"报告系统"两个部分。持有人应依据企业内部管理要求，保证药物警戒部门及相关部门掌握直报系统的用户名和密码，要求保证直报系统信息的安全性和可及性。

2.4.4.2.1 权限系统

该系统仅允许系统管理员登录，实现系统内机构信息和用户信息的管理和维护。主要功能：新增用户、查询用户、机构审核、机构查询等功能。

持有人首次注册权限系统时，"持有人名称、上级监测机构、用户类别、联系人、手机号、单位邮箱、单位地址、是否疫苗企业、是否 MedDRA 用户"等为星标项目，必须填写；其余非星标项目，持有人也应尽量填写完整。其中"药物警戒负责人"项目虽不是星标项目，但持有人也应填写。首次上传附件时，应包括营业执照、药品生产许可证，建议同时上传持有药品基本信息表。

2.4.4.2.2 报告系统

该系统具有产品信息维护、报告和评价以及反馈数据等功能；系统建设标准与国际接轨，采用 ICH E2B（R3）标准。

持有人在报告系统中进行产品信息维护是基础性工作。持有人在报告系统中注册和维护产品信息，相当于在直报系统中建立了药品信息档案，持有人应准确填写药品批准文号、通用名称、药品规格、首次注册时间、OTC 标记等各项信息；应上传药品说明书并及时更新为最新版本说明书；应上传药品注册证、再注册批件或其他形式的产品注册相关资料等。上传各附件时，应对各个附件的文件名称进行详细标注，便于查阅。

产品信息注册完成后，持有人自主收集的个例药品不良反应 / 事件报告可以在直报系统进行首次报告、报告检索、查询、跟踪报告、评价等，定期安全性更新报告（PSUR）或定期获益 – 风险评估报告（PBRER）和境外报告的提交等也可以在直报系统中完成。

直报系统还具备及时向持有人反馈"国家药品不良反应监测系统"（以下简称"监测系统"）中自发个例报告的功能及后续处理机制。

2.4.4.3 文献数据库和工具书、期刊等

文献是安全性信息的重要来源，文献数据库也是开展药物警戒工作所必须购买的资源。文献资源的购买，可以直接购买数据库，也可以只在必要时购买全文。国内文献绝大多数可免费查询摘要，如需获得全文，另行购买。也可考虑文献数据库提供商的警戒文献检索服务，一站式解决文献检索与安全性报告处理的相关工作。

持有人药物警戒部门应购置药物警戒相关的书籍、期刊等学习资料，并加强学习和培训，夯实药物警戒人员的知识基础。

2.4.4.4 药品安全数据库和信息化工具

药物警戒的工作从信息的获悉开始，安全性信息形成报告，最终需要存储到一定形式的表格或系统中。药品安全数据库是开展药物警戒工作必需的、基础性资源。

持有人在开展药物警戒活动初期，数据量较少，可以将安全性报告登记在 EXCEL 表或 Access 表中，以此建立"药品安全数据库"。

随着药物警戒相关工作的深入开展，持有人拥有的数据量逐渐增多，对于数据安全、稽查痕迹、数据挖掘、数据利用等提出了更高的要求。越来越多的公司购买第三方公司的药品安全数据库或信息化系统管理公司所有安全性信息，持续累积数据，汇总分析、深度挖掘数据和实现数据价值利用，更好地开展对药品的安全进行警戒和提示。

持有人可以根据企业自身药品品种数量、药品风险情况、数据量多少以及人员综合能力等情况考虑是否配备药物警戒信息化系统。

> **案 例**
>
> 　　甲企业现在没有药物警戒系统，因为数据量不大，采用的是不良反应数据汇总到 EXCEL 表格，然后进行密码加密存档，一线员工担心这样做今后有监管检查缺陷的风险。甲企业药物警戒负责人认为，可以根据自身产品数据统计分析的需要来购买或自行建立数据库。药品安全性信息和数据收集的目的是利用，只要持有人能利用数据进行个例评价、汇总评价，发现产品潜在或已知的风险信号，用人工统计和"系统"都可以。但如果数据量逐渐增大，持有人不能使用人工统计的方法挖掘信号，应逐步考虑信息化系统的使用。

2.4.4.5 医学词典

　　药物警戒工作的开展应有医学词典的支持，用于规范编码疾病名称、不良反应名称等信息。目前阶段，持有人可以使用 WHOART 术语，也可以使用 MedDRA。WHOART 术语为免费使用；MedDRA 词典的购买费用与公司的收入规模有关。

2.4.5 其他需要注意的事项

2.4.5.1 设备的安全性管理和维护

　　具有使用寿命限制或空间、容量限制的设备，如内部服务器、电脑、文件存储柜这一类设备，需要定期维护，必要时进行扩容、更换。

　　对于服务器硬盘存储资源设备，需要定期维护、清理，确保其可用。对于文件存储的空间环境同样需要维护，确保其整洁、清洁、防火、防潮、仍有足够空间，并且只有相关人员有权限，无关人员的权限已被清除，从而保证可持续使用。

　　硬件设备的维护，持有人有整体规划，行政部或资产管理人员统一按相应的流程开展维护工作，满足持有人所有部门正常使用就可以满足药物警戒部门的使用。

> **案 例**
>
> 　　甲企业公司购买了第三方的药物警戒系统。一线员工正在为管理上如何做才能合规发愁。他们对如何理解 GVP 第三十条中"明确信息化系统在设计、安装、配置、验证、测试、培训、使用、维护等环节的管理要求，

并规范记录上述过程"存在疑惑。甲企业药物警戒负责人认为，信息化系统是持有人开展药物警戒活动所需的资源。在持有人向第三方公司购买药物警戒系统的沟通和签署协议过程中，可以针对药物警戒活动提出对于系统的需求，第三方公司满足持有人的设计、安装、配置等的管理要求，进一步开展系统验证、测试，保证系统顺畅运行。持有人和第三方公司可以联合开展人员培训，使用过程中持续性开展维护等，逐步完善系统功能。持有人所有的购买、管理及记录均应规范。

2.4.5.2 需要定期支付费用的资源

一些资源需要支付费用后才能获得相应的使用权限。如热线电话，用于连接患者、消费者、医务人员，甚至监管机构。如果出现欠费，将可能导致信息缺失。所以，热线电话必须保持其连通性，无论使用哪一个运营商，都要及时缴费、续费。

对热线电话的可用性需要定期进行测试，保证可以接通，以及接通的及时性。如果使用传真设备，对传真设备也可按如上方式进行定期检测。值得注意的是，以上的测试，均需要将测试过程和结果完整记录，必要时可作为内审或药品监管部门检查的依据。

此类资源，持有人应指定管理员并保证查其工作状态良好。

2.4.5.3 订阅式的工具或软件

如 MedDRA 医学词典，这类资源采用的是订阅形式，按年付费。一旦订阅到期，不及时续费，后续将无法使用最新版本。因此，需要注意对此类信息的维护，确保发生人员变动也能及时管理资源，始终使用最新版本。

药品安全数据库也是如此，越来越多的持有人采用订阅方式，按年采购药品安全数据库，应保证能够持续使用。

持有人应建立一个跟踪记录表格，用以记录资源的使用期限、性能要求，以及定期的维护记录。

（田月洁　耿凤英）

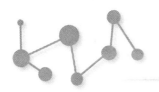

3 文件、记录与数据管理

质量管理需要对质量体系所涉及的所有要素与要求，以书面制度和程序的形式，系统有序地形成文件。同时，在药物警戒活动过程中应该形成带有数据的记录以佐证活动所取得的结果或已执行了的活动。因此如何科学有效地管理文件与数据至关重要。

3.1 文件管理

文件管理是药物警戒体系中质量管理的重要部分。《ISO 9001：2015 质量管理体系要求》中 4.4.2 条规定："在必要的范围和程度上，应保持成文信息以支持过程运行，保留成文信息以确信其过程按策划进行。"《ISO 9001：2015 质量管理体系要求》中 7.5 条中对"成文信息"也给予了相应的规定，其总则规定"组织的质量管理体系应包括该标准要求的成文信息；组织所确定的、为确保质量管理体系有效性所需的成文信息。对于不同组织的质量管理体系成文信息的多少与详略程度可以不同，取决于组织的规模以及活动、过程、产品和服务的类型；取决于过程及其相互作用的复杂程度；取决于人员的能力。"另外，还要求"在创建和更新成文信息时，组织应确保：适当的标识和说明（如标题、日期、作者、索引编号）；应确保形式（如语言、软件版本、图表）和载体（如纸质的、电子的）；应确保评审和批准，以保持适宜性和充分性。"

据此，药物警戒体系中的文件应涉及药品上市许可持有人（以下简称"持有人"）药物警戒的所有活动环节。组织机构设置、人员配备与培训、设备资源配置与维护、疑似药品不良反应信息的监测与收集、报告的评价与处置、疑似药品不良反应信息中信号的检测与评价、安全风险的评估、上市后安全性研究、定期安全性评价报告与药物警戒计划的撰写审核与提交、风险控制与沟通、质量管理（含委托管理）等都应在文件系统中给予明确规定。文件应符合相关法律法规和《药物警戒质量管理规范》（以下简称"GVP"）的要求，并与本持有人药物警戒工作的实际情况相适应。对于文件的管理，应建立文件管理的操作规程。文件内容应全面清晰、易懂。操作规程应具有可操作性。如因并购、转让、重组等情况出现药物警戒责任主体发生变化时，应当准确、完整地移交相关文件与记录。

2021 年 12 月 1 日正式实施的 GVP 对文件管理设有专门的章节，另外在其他章节中也有相关要求（表 3-1）。

表 3-1　GVP 中与文件管理相关的章节

法规		章节	条款
第二章	质量管理	第一节基本要求	第六条、第八条
		第二节内部审核	第十一条
		第三节委托管理	第十七条
第三章	机构人员与资源	第一节组织机构	第二十一条
		第二节人员与培训	第二十五条
第六章	风险控制	第三节药物警戒计划	第九十六条
第七章	文件、记录与数据管理	第一节制度和规程文件	第一百条、第一百零一条、第一百零二条、第一百零三条
		第三节记录与数据	第一百一十一条、第一百一十四条、第一百一十五条

第六条　药物警戒体系包括与药物警戒活动相关的机构、人员、制度、资源等要素，并应与持有人的类型、规模、持有品种的数量及安全性特征等相适应。

第八条　持有人应当以防控风险为目的，将药物警戒的关键活动纳入质量保证系统中，重点考虑以下内容：

（三）制定符合法律法规要求的管理制度；

（四）制定全面、清晰、可操作的操作规程；

（九）确保药物警戒相关文件和记录可获取、可查阅、可追溯。

第十一条　持有人应当定期开展内部审核（以下简称"内审"），审核各项制度、规程及其执行情况，评估药物警戒体系的适宜性、充分性、有效性。当药物警戒体系出现重大变化时，应当及时开展内审。

第十七条　持有人应当考察、遴选具备相应药物警戒条件和能力的受托方。受托方应当是具备保障相关药物警戒工作有效运行的中国境内企业法人，具备相应的工作能力，具有可承担药物警戒受托事项的专业人员、管理制度、设备资源等工作条件，应当配合持有人接受药品监督管理部门的延伸检查。

第二十一条 药物警戒部门应当履行以下主要职责：

（三）组织撰写药物警戒体系主文件、定期安全性更新报告、药物警戒计划等；

第二十五条 药物警戒负责人负责药物警戒体系的运行和持续改进，确保药物警戒体系符合相关法律法规和本规范的要求，承担以下主要职责：

（五）负责重要药物警戒文件的审核或签发。

第九十六条 药物警戒计划作为药品上市后风险管理计划的一部分，是描述上市后药品安全性特征以及如何管理药品安全风险的书面文件。

第一百条 持有人应当制定完善的药物警戒制度和规程文件。

可能涉及药物警戒活动的文件应当经药物警戒部门审核。

第一百零一条 制度和规程文件应当按照文件管理操作规程进行起草、修订、审核、批准、分发、替换或撤销、复制、保管和销毁等，并有相应的分发、撤销、复制和销毁记录。制度和规程文件应当分类存放、条理分明，便于查阅。

第一百零二条 制度和规程文件应当标明名称、类别、编号、版本号、审核批准人员及生效日期等，内容描述应当准确、清晰、易懂，附有修订日志。

第一百零三条 持有人应当对制度和规程文件进行定期审查，确保现行文件持续适宜和有效。制度和规程文件应当根据相关法律法规等要求及时更新。

第一百一十一条 使用电子记录系统，应当建立业务操作规程，规定系统安装、设置、权限分配、用户管理、变更控制、数据备份、数据恢复、日常维护与定期回顾的要求。

第一百一十四条 委托开展药物警戒活动所产生的文件、记录和数据，应当符合本规范要求。

第一百一十五条 持有人转让药品上市许可的，应当同时移交药物警戒的所有相关记录和数据，确保移交过程中记录和数据不被遗失。

3.1.1 文件分类

3.1.1.1 按照来源分类

药物警戒中的文件按照来源可以分为：外部文件和内部文件。

外部文件是指持有人外部相关方的文件，一般包括国家的法律法规、政策文件、技术指南以及监管部门发布的通知、公告等，还包括受托方的相关文件等。内部文件是指持有人制订的文件，一般包括管理制度、操作规程、工作记录表格及合同等（表 3-2）。

表 3-2　文件夹源分类表

来源	类型
外部文件	国家的法律法规规章、政策文件、技术指南以及监管部门发布的通知、公告等，还包括受托方的相关文件等
内部文件	管理制度、操作规程、工作记录表格及合同等

3.1.1.2 按照管理层级分类

文件按照管理效应层级可以分为：法律法规类、管理制度、标准操作规程、工作记录等，其中法律法规的管理层级是最高的，也是对持有人开展药物警戒工作的最低要求。

法律法规类是指国家颁制的法律法规、相关监管部门颁布或发布的部门规章、规范性文件、公告、通知、指导原则、技术指南、技术标准等。目前我国药物警戒主要相关的法律法规类文件详见表 3-3。

表 3-3　法律法规类文件分类表

层级	法律法规类
法律法规	《中华人民共和国药品管理法》 《中华人民共和国药品管理法实施条例》 《中华人民共和国疫苗管理法》 《中华人民共和国中医药法》 《麻醉药品和精神药品管理条例》
部门规章	《药品不良反应报告和监测管理办法》（卫生部令第 81 号） 《药品注册管理办法》（国家市场监督管理总局令第 27 号） 《药品召回管理办法》（局令第 29 号）
规范性文件（包括法规性和其他规范性文件）	《国务院办公厅关于印发突发事件应急预案管理办法的通知》（国办发〔2013〕101 号） 《国家药监局关于发布〈药物警戒质量管理规范〉的公告》（2021 年第 65 号） 《国家药监局关于印发〈药物警戒检查指导原则〉的通知》（国药监药管〔2022〕17 号） 《国家药监局关于印发〈药品检查管理办法（试行）〉的通知》（国药监药管〔2021〕31 号） 《国家药监局关于发布〈药品上市后变更管理办法（试行）〉的公告》（2021 年第 8 号）

层级	法律法规类
公告、通知、指导原则、技术指南、技术标准等	《关于印发〈全国疑似预防接种异常反应监测方案〉的通知》（卫办疾控发〔2010〕94 号）
	《食品药品监管总局办公厅关于做好突发事件应急预案管理办法贯彻落实工作的通知》（食药监办应急〔2013〕136 号）
	《国家食品药品监督管理局关于印发药品定期安全性更新报告撰写规范的通知》（国食药监安〔2012〕264 号）
	《食品药品监督总局关于适用国际人用药品注册技术协调会二级指导原则的公告》（2018 年第 10 号）
	《国家药监局关于发布〈个例药品不良反应收集和报告指导原则〉的通告》（2018 年第 131 号）
	《关于发布〈上市药品临床安全性文献评价指导原则（试行）〉的通告》（2019 年第 27 号）
	关于发布《药物警戒委托协议撰写指导原则（试行）》的通知（发布日期：2020-06-04）
	《国家药监局关于印发〈药品年度报告管理规定〉的通知》（国药监药管〔2022〕16 号）
	《上市许可持有人药品不良反应报告表（试行）》及填表说明（发布日期：2020-01-08）

管理制度是指持有人开展药物警戒活动所建立的制度，包括部门人员管理制度、委托管理制度、培训管理制度、档案管理制度、设施资源管理制度、药品安全委员会工作制度、风险管理制度等。对于部门人员管理制度、培训管理制度、档案管理制度、设施资源管理制度等，可以单独存在，也可与其他质量体系文件（如 GMP）共用，但需要体现药物警戒活动的相关内容。药物警戒相关部门的工作应在相应的文件中予以规定，同时也应建立对受托方或其他第三方实施管理的制度。

标准操作规程是持有人为规范开展药物警戒活动所建立的程序性文件，应覆盖疑似药品不良反应信息的监测与收集、药品不良反应报告的评价与处置上报、药品不良反应聚集性事件与安全突发事件处置、药品安全性信号检测与评价、安全风险评估、上市后安全性研究、监管部门要求的相关工作（如定期安全性评价报告、对于药品监管机构提出问题的回复文稿撰写与提交等）、药品风险控制与沟通以及信息化系统管理、质量管理、文件记录管理等活动。其中信息化系统管理、质量管理、文件记录管理操作规程可以单独存在，也可与其他质量体系文件（如 GMP）共用，但需要体现药物警戒的相关内容。同时也应制定对受托方或其他第三方实施管理的操作规程。

工作记录是持有人为规范开展药物警戒活动、方便创建原始记录、保证原始记录信息相对完整全面而建立的工作记录模版（如表格、表单等），至少包括个例疑似药品不良反应信息收集表、严重药品不良反应的随访调查记录表、文献检索原始记录表、内审记录表、各类文件审核批准流程单等。

3.1.2 文件管理基本要求

文件管理中，对于外来文件应密切关注其变化，根据其变化及时更新内部文件。内部文件中的管理制度、操作规程以及记录表格模版等应符合持有人自身的特点。不同类型的持有人，其部门设置不同，部门的职责也不同。从持有人类型来看，有些是药品研发机构，有些是药品生产企业，有些是集团母公司，有些是集团子公司；从持有品种数量来看，有些有几十、几百个品种，有些可能就几个品种，甚至一个品种；从生产规模来看，有些年销售额几十、几百亿，有些几千万、几百万，甚至几十万；另外，不同持有人开展药物警戒工作的方式也有差异，有些是自行开展，有些是集团总公司统一开展，有些采取委托方式开展。因此，要求持有人制订的制度应与持有人的类型、规模、持有品种的数量及安全性特征等相适应，这既充分符合我国国情，又能满足与国际接轨的需求。

药物警戒活动的管理制度、操作规程以及记录的管理应纳入质量保证系统。管理制度是否符合法律法规要求、操作规程是否具有可操作性、文件管理是否规范为质量管理时重点考虑的内容。规程制定的全面是指应涵盖疑似药品不良反应信息收集评价报告处置、风险信号识别评估以及风险沟通控制措施等药物警戒活动，而规程制定的清晰、可操作就是指应符合持有人自身的特点，仅从持有品种的安全风险来看，有些是多年的仿制药，有些是附条件批准的创新药，有些是普通的口服制剂，有些是中药注射剂、多组分生化制剂，风险级别的高低对工作的要求会有很大的差别。总之，制度和规程应能满足沟通协调、及时发现防控风险以及相关法律法规的需要。通过制度与规程的制订和更新，建立起药物警戒工作机制和工作程序，保证药物警戒活动的开展有章可循、有据可查，内容无遗漏，过程无脱节。另外，应有相关措施能保证相关文件记录能在权限规定范围内可获取、可查阅，相关的记录可以追溯到何人、何时、何地、何因。

药物警戒管理制度和规程文件，应该涉及药物警戒组织架构、人员配备与培训、设备资源配置与维护、质量管理（含委托管理）以及与药物警戒活动相关的疑似药品不良反应信息的监测与收集、报告的评价与处置、疑似药品不良反应信息中信号检测与评价、安全风险评估、上市后安全性监测、定期安全性评价报告药物警戒计划的制定、风险控制与沟通等，对于与药物警戒活动相关的安全性信息的主动监测、风险信号的科学识别、安全风险的专业评价、安全风险的及时控制相关的制度、规程应当经药物警戒部门审核。为确保现行文件持续适宜和有效，持有人应该根据文件在运行过程中的实际情况，定期审查制度和规程文件是否适宜。根据法律法规更新、织织架构调整以及持有品种变化情况进行修订。

管理制度和规程文件中除了应具有满足制订目的的内容外，还应当标注名称、类别、编号、版本号以及起草、审核、批准人员与日期和生效日期等，以便进行规范管理；对于实质性的内容应当准确、清晰、易懂，确保使用人员能理解文件，并能按照文件的要求完成相应的工作，具有可操作性；文件应有修订日志，日志至少包括原文件内容、修订后内容以及修订原因等。

文件管理操作规程应该覆盖文件的起草、修订、审核、批准、分发、替换或撤销、复制、保管和销毁等过程。分发、撤销、复制和销毁均应有记录。记录应该清晰、准确、完整。对于药物警戒活动相关的文件制度、操作规程应分门别类存放，以便于查阅。

文件管理中应由药物警戒部门组织撰写的主要文件包括了主文件、定期安全性更新报告、药物警戒计划等。重要的药物警戒文件应由药物警戒负责人负责审核或签发，特别强调了重要的药物警戒文件，至少包括了 GVP 中明确规定的药物警戒计划、定期安全性更新报告、药品上市后安全性研究方案等。《药品管理法》第七十七条规定"药品上市许可持有人应当制定药品上市后风险管理计划，主动开展药品上市后研究，对药品的安全性、有效性和质量可控性进行进一步确证，加强对已上市药品的持续管理。"据此，药物警戒计划是重要的书面文件，它是药品上市后风险管理计划的一部分，因此，可以理解为它可以单独存在，也可以作为药品上市后风险管理计划中的一部分。

当持有人委托开展药物警戒工作时，应对受托方的药物警戒工作开展条件和能力进行考察，遴选出符合要求的受托方。其中，受托方建立的管理制度应该涵盖其受托开展的药物警戒活动，其管理制度也应该符合法律法规相关要求，操作规程也应全面、清晰并具可操作性；文件管理也应规范，所有要求与对持有人自行开展药物警戒活动的要求相同。

各项管理制度、规程及其执行情况为持有人进行内部审核的重要内容，通过审核各项管理制度、规程及其执行情况，评估持有人建立的药物警戒体系是否与持有人的类型、规模、持有品种的数量及安全性特征等相适应，是否能有效开展药物警戒活动，并根据法律法规、执行情况以及体系发生变化时进行及时的修订，同时审核修订的合规性与适宜性。对委托开展药物警戒活动所产生的文件、记录和数据的要求，应与自行开展药物警戒活动的要求相同。因此，持有人应该对受托方的文件、记录和数据进行审核，以确保符合要求。

3.1.3 文件全生命周期各环节管理重点

文件管理一般根据其来源有所区别。外部文件一般涉及接收、更新、培训与分发、存档等过程。而内部文件管理的生命周期应覆盖文件的起草、审核、批准、发放、培训、修订、废止、回收、销毁、归档等全过程。

对于外部文件，如法律、法规和技术指南等应注意及时更新、培训；来自受托方的文件应注意接收登记、及时更新，如需培训、分发时，参照内部管理文件执行，回收、归档管理也应参照内部文件执行。

对于内部管理文件，持有人应当建立文件管理的制度和操作规程，系统地设计、制定、审核、批准、发放、回收、归档，并规范记录文件管理相关的每项活动。除GVP 规定专门的药物警戒部门应组织撰写药物警戒体系主文件外，持有人可以根据各自的组织架构确定具体负责的部门。内部文件全生命周期管理流程见图 3–1。

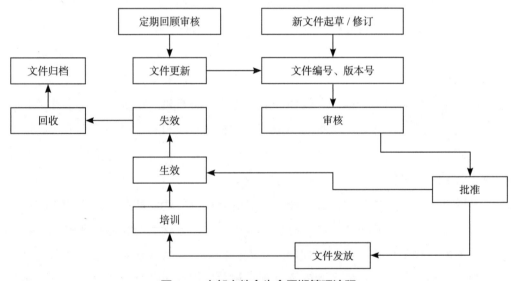

图 3–1　内部文件全生命周期管理流程

内部文件管理的全过程应建立相应的管理操作规程。文件的流转在不同阶段均应有关注的重点。文件各阶段关注的重点见图 3–2。

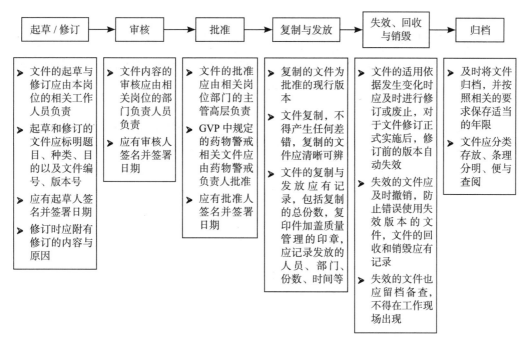

图 3-2 文件管理各阶段关注的重点

3.1.3.1 起草 / 修订

建立新文件，同时对已有的文件进行定期回顾，必要时进行修订更新。文件的起草与修订应由本岗位的相关工作人员负责，起草和修订的文件应标明题目、种类、目的以及文件编号、版本号，描述应当准确、清晰、易懂，应有起草人签名并签署日期。修订时应附有修订历史、修订的内容与原因。

3.1.3.2 审核

审核包括格式审核和内容审核。格式审核为对照已规定的文件标准格式检查相应的内容，如文件编号、版本号、字体、字号等，一般由文件管理人员负责。内容审核为从法规、技术和管理的角度，确认文件的内容是否合法合规，是否符合工作的实际需求，一般由相关岗位的部门负责人员负责，并应有审核人签名并签署日期。

3.1.3.3 批准

文件使用前必需经过批准，批准应由相关岗位部门的主管高层负责，GVP 中规定的药物警戒相关文件应由药物警戒负责人批准，文件应有批准人签名并签署日期。

3.1.3.4 复制与发放

分发、使用的管理制度和操作规程等文件应当为批准的现行文本。文件的发放对象应能确保工作现场文件的获取，可根据需要发放文件的纸质版本或授权进入计算机化的文件管理系统查阅文件。原版文件复制不得产生任何差错，复制的纸质文件应为批准的现行版本，复制版本应清晰可辨。文件的复制与发放应有记录，包括复制的总份数，复印件加盖质量管理的文件受控印章，应记录发放的人员、部门、份数、时间等。如需向公司外部使用者（如受托方）提供文件，应有明确规定。

3.1.3.5 培训

为保证文件内容的正确执行，必须明确文件的培训要求，包括培训的部门与人员。在文件生效日期之前应组织相关人员进行培训，培训应有记录，并有培训效果的考核。

3.1.3.6 生效

为保证文件能在文件标注的生效日期当天生效，并能正确按照文件规定的内容执行。通常文件批准后生效前需要有一定的时间间隔，供执行人员理解文件，但也可以规定批准日期即为文件生效日期。

3.1.3.7 失效、回收与销毁

文件的适用依据发生变化时应及时进行修订或废止，对于文件修订版生效后，修订前的版本就自动失效。失效的文件应及时撤销，已撤销的或旧版除留档备查外，不得在工作现场出现，防止错误使用失效版本的文件。文件修订或废止后应对修订前的版本和废止的文件进行回收，确保工作场地不再有废止的文件。回收和销毁应有记录，回收记录应至少包括回收的对象、部门、份数、时间、回收人等。

3.1.3.8 归档

持有人应及时将文件归档，失效的文件也应留档备查。文件应按照相关的要求保存适当的年限。文件应分类存放、条理分明、便于查阅。文件的保存可以是纸质原件、电子原始数据或核准的副本，如照片、扫描件或原件的其他精确复制品。保存的条件应满足纸质、电子档案的管理要求。

GVP 对于保存期限与要求，第一百一十二条规定"在保存和处理药物警戒记录

和数据的各个阶段应当采取特定的措施，确保记录和数据的安全性和保密性"。第一百一十三条规定"药物警戒记录和数据至少保存至药品注册证书注销后十年，并应当采取有效措施防止记录和数据在保存期间损毁、丢失。"文中仅提及记录和数据，产生的相关记录和数据的依据性文件也应按照此年限执行。

3.1.4 文件示例要求

持有人应根据持有人的类型、规模、持有品种的数量及安全性特征等来制订药物警戒文件，包括药物警戒管理制度、标准操作规程和记录表格模版等。不同持有人的文件名称可能有差别，但是内容能涵盖相应的工作、满足工作需求即可。

3.1.4.1 制度相关要求

为保证药物警戒体系的有效运行，首先应健全相关的制度，表3–4列出关键制度起草涵盖的基本内容，其名称与内容仅供持有人参考，持有人可根据工作实际进行调整。

表 3–4 药物警戒工作相关管理制度

管理制度名称	基本内容
部门与人员管理制度	至少包括清晰的组织机构图，组织机构图应显示药物警戒部门；包括药物警戒部门的工作职责与人员配备；包括药物警戒相关部门的与药物警戒活动相关的工作职责；包括药物警戒负责人、药物警戒部门负责人和药物警戒专职人员的工作职责；包括药物警戒负责人、药物警戒部门负责人、药物警戒专职人员的任职要求等；包括相关人员的考核等
委托管理制度	至少包括对于受托方的遴选标准、委托方与受托方各自承担的责任与义务、委托工作的质量控制要素、审计的开展频率与方式等
培训制度	可与其他质量体系中的制度共用。但至少包括药物警戒负责人、药物警戒部门负责人、药物警戒专职人员、药物警戒专门部门的人员以及药物警戒相关部门从事药物警戒相关活动人员的接受培训要求，规定培训的内容及接受培训的最低频次等
档案管理制度	可与其他质量体系中的制度共用。但至少包括药物警戒活动相关的制度、标准操作规程以及纸质记录和电子记录等的保存场所的要求、保存的年限、借阅与复制要求等
设施资源管理制度	可与其他质量体系中的制度共用。但至少包括药物警戒活动相关的设施资源，包括办公区域和设施、安全稳定的网络环境、纸质和电子资料存储空间和设备、文献资源、医学词典、信息化工具或系统的管理等
药品安全委员会工作制度	至少包括药品安全委员会的组成、解决重大风险研判、重大或紧急药品事件处置、风险控制决策等与药物警戒有关的重大问题的工作机制等
风险管理制度	至少包括风险管理组织架构、风险的分级及相应的控制措施、处置流程以及处置过程中涉及的部门与人员等

管理制度名称	基本内容
连续性工作管理制度	适用于药物警戒系统、服务遭受灾难性事故后的处理流程。应包括业务连续性中断原因（自然灾害、公共卫生事件、基础设施故障、其他不可抗拒力等）、场景描述以及影响分析、可接受中断的时间以及预防措施、应急措施和恢复计划、培训与应急演练等
……	……

3.1.4.2 标准操作规程

为保证药物警戒体系的有效运行，在健全制度的支撑下，应制定清晰、可操作的规程以指导药物警戒活动的开展，表 3-5 列出了持有人开展药物警戒关键活动的规程涵盖的基本内容，其名称与内容仅供持有人参考，持有人可根据工作实际进行调整。表格中相关的标准操作规程（SOP）可以单独制定，也可以合并在一起，达到制定的预期目的、清晰完整地指导工作即可。

表 3-5　药物警戒工作相关标准操作规程

涉及活动	相关的 SOP	涵盖的内容
个例药品不良反应收集、评价、处置和上报	疑似药品不良反应信息收集	包括所有途径的收集方式（包括从医疗机构、经营企业、医学咨询、个人投诉、文献、网站、监管部门反馈等），规定不同收集渠道的收集人、收集内容以及记录方式等
	药品安全性文献检索	包括检索人、检索频率、检索时间段、检索数据库、检索关键词、检索结果等
	境外严重药品不良反应处置操作规程	包括所有途径的收集方式（包括从医疗机构、经营企业、医学咨询个人投诉、文献、网站、监管部门反馈等），规定不同收集渠道的收集人、收集内容以及记录方式、处置方式与流程。收集后如何分类处置（上报、不予处理、纳入年度报告、纳入 PSUR、转交其他部门等）规定分类处置的结论由谁提出、谁审核、谁最终确定处置结论；每个环节应规定相应的时限；供后续分析利用的不同来源信息的汇总方式等
	严重药品不良反应/事件（含死亡）调查	包括调查的程序、调查方案的制订、调查的组织方式、参与调查的人员、调查的内容、调查过程的记录要求、调查报告的撰写要求，调查结论与建议等
	疑似药品不良反应信息处置	包括不同途径收集的信息的处置方式与流程，如何分类处置（上报、不予处理、纳入年度报告、纳入 PSUR、转交其他部门等），规定分类处置的结论由谁提出、谁审核、谁最终确定处置结果；每个环节应规定相应的时限；供后续分析利用的不同来源信息的汇总方式等
	个例药品不良反应/事件报告的评价与上报	应包括个例药品不良反应/事件的严重性及关联性的判定标准，规定由谁评价，由谁复核，由谁上报，且应规定评价、复核及报告时限等

涉及活动	相关的 SOP	涵盖的内容
聚集性事件与安全突发事件	药品不良反应聚集性事件处置	应包括聚集性的规则（分级），如何分类处置（忽略、关注、立即采取措施等）；处置结论出具人、复核人、批准人以及每个环节应规定相应的时限；处置措施的适宜性与有效性由谁来评估，怎么评估等
	药品群体不良事件、药品安全突发事件处置	包括群体不良事件或安全突发事件的分级标准，不同级别事件处理的流程、涉及的部门与人员等、处置措施的适宜性与有效性的评估以及每个环节完成的时限等
上市后安全性研究	临床试验、真实世界研究、观察性研究等	包括启动组织部门、参与部门、研究方案的制定要求、研究总结的书写要求，规定研究的时限、研究的进展、研究结果的利用方式等
	加强监测	包括强化监测品种的确定原则、强化监测的方式与时限、强化监测信息的收集方式、强化监测信息的评价与监测结果的应用等
药品安全性信号检测与评价	风险信号检测	包括风险信号检测的途径、信号检测的方式、检测信号管理规则、信号检测的频次、重点关注信号的类型、规定信号检测与管理的人员等
	风险信号的评价	包括信号优先级的判定标准、风险信号评价的内容、评价的人员、评价方式、风险信号评价结果的确认流程等
药品安全风险评估	药品安全风险评估	包括风险评估的人员、风险评估的内容、影响因素分析及风险特征描述要求，风险类型的判定（已识别风险或潜在风险）、风险的等级以及确认流程等
药品安全风险沟通与控制	药品安全风险控制	包括不同等级的药品安全风险的控制措施，参与控制的部门与人员，采取控制措施的时限、如何评估控制措施的有效性（什么时候启动评估，由谁评估，评估有效性的指标，评估的结果确认流程，建议采取的措施等）
	药品安全风险沟通	应包括药品安全性信息沟通的所有对象，包括监管机构、医生、患者、公众等，规定不同沟通对象的沟通方式、沟通负责部门与人员以及沟通有效性的确认等
	药品风险与获益评估	包括启动评估时间、评估的部门与人员、评估的时限、评估的内容、评估的结果确认流程、建议采取的措施等
	药品风险管理计划 / 药物警戒管理计划的撰写	包括起草的部门与人员、起草的基本内容，规定复核与审批人以及起草、复核与审核各环节的时限等
	药品说明书更新操作规程	包括药品说明书不同情形的更新操作流程，规定由谁提出、内部如何沟通、谁负责研究、谁负责申报、批准后由谁负责实施等
监管部门要求的	定期安全性更新报告撰写与提交	包括报告撰写与提交的流程，规定起草的内容与标准，规定起草人、审核人、批准人与网上提交人，规定各环节的时限等
	药物警戒年度报告撰写与提交	包括报告撰写与提交的流程，规定起草的内容与标准，规定起草人、审核人、批准人与网上提交人，规定各环节的时限等
	对于药品监管部门提出问题的回复操作规程	包括接收问题的部门与人员，不同类型问题进行回复的部门，涉及部门的沟通方式，确定回复内容的流程，提交回复的部门，规定各环节的时限等

涉及活动	相关的 SOP	涵盖的内容
信息化系统管理	药品安全信息化系统管理	包括管理员的设定、权限管理（账号设置与分配）、备份的间隔与要求、验证的周期、维护要求等
	国家药品不良反应监测系统管理	应包括账号及密码的管理，管理员的设定，由谁下载备份数据，由谁更新持有人和产品信息等
文件记录管理	药物警戒文件记录管理	可与其他质量体系中的 SOP 共用。但至少包括药物警戒活动相关的制度、标准操作规程以及纸质记录和电子记录等的归档、复制、查阅、销毁的流程等
与质量管理相关	药物警戒内审	可与其他质量体系中的 SOP 共用。包括内审周期，内审计划制定的部门与人员、内审方式与人员、内审的内容，内审记录方式、内审报告的起草与审定流程，与其他体系合并内审时，其内容应包括药物警戒活动的相关内容等
	培训	可与其他质量体系中的 SOP 共用。包括培训计划制定、审核、执行、效果评估等管理流程和要求，培训的内容及接受培训的最低频次，参与培训部门与人员（培训人员范围至少包括药物警戒负责人、药物警戒部门负责人、药物警戒专职人员、药物警戒专门部门的人员以及药物警戒相关部门从事药物警戒相关活动人员），培训资料留档的要求等
	药物警戒偏差管理	可与其他质量体系中的 SOP 共用。但至少包括药物警戒活动偏差的等级评定，不同等级偏差的处理流程，确定处理方式的流程以及处理的效果评价等

3.1.4.3 记录模版

为了规范药物警戒活动的开展，在清晰、可操作的规程下对于某项具体活动，建立持有人相关的工作记录模版。其设计与创建应当满足实际用途，样式应当便于识别、记载、收集、保存、追溯与使用，内容应当全面、完整、准确反映所对应的药物警戒活动，以便收集的信息更完整、审核流程更规范、数据可溯更方便，同时也方便持有人进行管理。记录模版可以是纸质的，也可以是电子形式的。应当规定记录文件的审核与批准职责，明确记录文件版本生效的管理要求，防止无效版本的使用。记录文件的印制与发放应当根据记录的不同用途与类型，采用与记录重要性相当的受控方法，防止对记录进行替换或篡改。表 3-6 列出常用的记录模版设计基本要求，其模版命名与内容仅供持有人参考，持有人可根据工作实际进行调整。

所有记录模版均应有唯一识别号（包括版本号），也应该经过检查、批准、签名并签署日期；禁止使用不受控的记录模版；禁止使用临时记录，如草稿纸；记录模版的设计应有足够的手工填写数据空间，保证手写数据清楚且清晰；应设计有足够的空间填写备注及其他需说明的内容；应有足够的空间让操作员划掉错误，签名日期，记录必要的解释和说明；记录表格模版应该附有明确的栏目填写要求，如对日期栏的填写应该有明确的格式规定，例如，4 位年 / 2 位月 /2 位日。

表 3–6　药物警戒工作相关记录表格

记录模板类型	基本要求
个例疑似药品不良反应信息收集表	编号、时间、来源、四要素的相关内容、收集人与时间、处理方式等
药品不良反应 / 事件登记清单	编号、来源、严重性、预期性、主要不良反应名称、处理方式、时间等
药品安全性文献检索记录表	编号、时间、检索时间段、数据库名称、检索结果（相关文献作为附件）等
个例严重不良反应随访调查表	编号、时间，参照死亡病例的调查内容等
境外发生的药品不良反应事件报告表	编号、时间、来源、四要素的相关内容、收集人与时间、处理方式等
PSUR 审核提交表	起草人与时间、复核人与时间、审核批准人与时间等
药物警戒年度报告审核提交表	起草人与时间、复核人与时间、审核批准人与时间等
药物警戒计划起草审核表	起草人与时间、复核人与时间、审核批准人与时间等
风险信号确认及处理措施登记表	编号、信号来源、信号类型、处理措施、检测人员、检测时间等
药品监管机构问题追踪记录清单	编号、时间，问题名称、回复部门、回复内容摘要，回复时间等
风险事件管理清单	编号、时间、事件名称、风险级别、处理主要措施等
药物警戒体系内审记录表	时间、内审人、内审内容清单、内审不合格项等
药物警戒偏差管理清单	编号、偏差类别、偏差描述、处理措施，办结时间、措施有效性等
说明书修订清单	编号、修订的时间、修订的内容、修订的理由、修订的途径等
培训计划表	培训时间、地点、形式、内容、参加人员、考核结果等
……	……

3.2 记录与数据管理

药品作为特殊商品，其在全生命周期过程中产生的各种数据对于分析研判产品的安全性、有效性、质量可控性等具有重要意义。持有人需要规范地开展记录与数据管理工作。规范的记录与数据管理应自始至终贯穿于药物警戒活动全过程，"没有记录就没有发生"。WHO 技术报告 No.1033 附录 4《数据完整性指南 –2021》指出：数据管理是质量体系的一部分，应是可归属的、易读的、同步的、原始的、准确的、完整的、一致的、持久的和可用的，通常称为"ALCOA+"。对于确保药物警戒活动中的数据和记录的可靠性，其数据和记录要求与 GXP 活动的要求是一致的。《欧盟药物警戒质量管理规范》在记录管理中指出：组织应当记录所有的药物警戒信息，对这些信息进行处理和保存，并确保组织可以对信息进行准确的报告、解读和验证。

在我国的相关法规文件中，对数据管理也有着严格的要求。2016 年 7 月 29 日，国家食品药品监督管理总局发布了《临床试验数据管理工作技术指南》[32]，该指南对临床试验过程中产生的数据管理提出了详实的要求。2020 年 7 月 1 日国家药品监督管理局发布了《药品记录与数据管理要求（试行）》[33]，该要求是新修订的《药品管理法》和新制定的《疫苗管理法》颁布之后，全面落实对药品研制、生产、经营、使用活动的记录与数据进行规范的重要原则性举措，是《药品注册管理办法》《药品生产监督管理办法》的重要配套文件之一，自 2021 年 12 月 1 日起正式实施，也是药品上市许可持有人落实《药物警戒质量管理规范》中相关记录与数据管理要求的根本遵循。

《药物警戒质量管理规范》"第七章文件、记录与数据管理"中针对药物警戒活动中产生的记录与数据管理提出了基本要求，内容如下。

第一百零七条　持有人应当规范记录药物警戒活动的过程和结果，妥善管理药物警戒活动产生的记录与数据。记录与数据应当真实、准确、完整，保证药物警戒活动可追溯。关键的药物警戒活动相关记录和数据应当进行确认与复核。

第一百零八条　记录应当及时填写，载体为纸质的，应当字迹清晰、易读、不易擦除；载体为电子的，应当设定录入权限，定期备份，不得随意更改。

第一百零九条　电子记录系统应当具备记录的创建、审核、批准、版本控制，以及数据的采集与处理、记录的生成、复核、报告、存储及检索等功能。

第一百一十条　对电子记录系统应当针对不同的药物警戒活动和操作人员设置不同的权限，保证原始数据的创建、更改和删除可追溯。

第一百一十一条　使用电子记录系统，应当建立业务操作规程，规定系统安装、设置、权限分配、用户管理、变更控制、数据备份、数据恢复、日常维护与定期回顾的要求。

第一百一十二条　在保存和处理药物警戒记录和数据的各个阶段应当

采取特定的措施，确保记录和数据的安全性和保密性。

第一百一十三条 药物警戒记录和数据至少保存至药品注册证书注销后十年，并应当采取有效措施防止记录和数据在保存期间损毁、丢失。

第一百一十四条 委托开展药物警戒活动所产生的文件、记录和数据，应当符合本规范要求。

第一百一十五条 持有人转让药品上市许可的，应当同时移交药物警戒的所有相关记录和数据，确保移交过程中记录和数据不被遗失。

其他相关条款：

第三十条 持有人使用信息化系统开展药物警戒活动时，应当满足以下要求：

（一）明确信息化系统在设计、安装、配置、验证、测试、培训、使用、维护等环节的管理要求，并规范记录上述过程；

（二）明确信息化系统的安全管理要求，根据不同的级别选取访问控制、权限分配、审计追踪、授权更改、电子签名等控制手段，确保信息化系统及其数据的安全性；

（三）信息化系统应当具备完善的数据安全及保密功能，确保电子数据不损坏、不丢失、不泄露，应当进行适当的验证或确认，以证明其满足预定用途。

第三十一条 持有人应当对设备与资源进行管理和维护，确保其持续满足使用要求。

3.2.1 记录与数据分类

《药品记录与数据管理要求（试行）》明确了数据和记录的定义：数据是指在药品研制、生产、经营、使用活动中产生的反映活动执行情况的信息，包括：文字、数值、符号、影像、音频、图片、图谱、条码等；记录是指在上述活动中通过一个或多个数据记载形成的，反映相关活动执行过程与结果的凭证。开展药物警戒活动，应当根据活动的需求，采用一种或多种记录类型，保证全过程信息真实、准确、完整和可追溯。

3.2.1.1 按照来源分类

记录与数据按来源可以分为内部记录与数据、外部记录与数据。

3.2.1.2 按照载体类型分类

数据载体可采用纸质、电子或混合等一种或多种形式。电子记录至少应当实现原有纸质记录的同等功能，满足活动管理要求。对于电子记录和纸质记录并存的情况，应当在相应的操作规程和管理制度中明确规定作为基准的形式。

在药物警戒活动过程中产生的以纸张为载体的记录称为纸质记录，包括但不限于电话记录、投诉记录、医学咨询记录、个例疑似药品不良反应信息收集记录、随访记录、调查记录、病历复印件、会议记录、培训记录等。纸质记录可以使用受控的记录模板、编号的页码本等。

利用信息系统辅助开展药物警戒活动时产生的记录和数据称为电子记录，电子记录由文本、图表、数据、声音、图示或其他数字信息构成，其创建、修改、维护、归档、读取、发放和使用均由信息化系统实现。随着信息化程度的不断深入，一些信息化系统所产生的数据与记录形式也越来越复杂，相比简单系统产生的静态数据而言，由复杂系统产生的大量动态数据（指能反映动态过程的记录）将很难单纯用纸质记录展现其真实情况，因此，电子记录显得更为便捷和可追溯。

3.2.2 记录与数据管理基本要求

药品上市许可持有人应当规范记录药物警戒活动的过程和结果，妥善管理药物警戒活动产生的记录与数据。记录可以根据用途，分为台账、日志、标识、流程、报告等不同类型。从事药物警戒活动时，应当根据活动的需求，采用一种或多种记录类型，保证全过程信息真实、准确、完整和可追溯。应当根据记录的用途、类型与形式，制定记录管理规程，明确记录管理责任，规范记录的控制方法。根据数据的来源与用途还可将数据分为基础信息数据、行为活动数据、计量器具数据、电子数据及其他类型数据，不同类型的数据应当采用适当的管理措施与技术手段。文档、影像、音频、图片、图谱等形式所载的数据，应能够有效地表现所载内容并可供随时调取查用，数据形式发生转换的，应当确保转换后的数据与原始数据一致。

记录与数据管理的目标是获得高质量的真实数据。真实、准确、完整和可靠是保证药物警戒记录与数据质量的基本原则，对记录与数据的管理要求适用于委托方和受托方，通过合同约定由第三方产生的记录与数据，应当符合规定，并明确合同各方的管理责任。委托方对受托方提供给他们的数据的完整性负有最终责任。从事记录与数据管理的人员应当接受必要的培训，掌握相应的管理要求与操作技能，遵守职业道德守则。

一般情况下，数据既包括文件记录上直观的有形数据，又包括信息化等电子信息系统产生的潜在的数据（如获取数据设置的条件等）。采用信息化系统生成记录或数据的，应当采取相应的管理措施与技术手段，确保生成的信息真实、准确、完整和可追溯。电子记录至少应当实现原有纸质记录的同等功能，满足活动管理要求。对于电子记录和纸质记录并存的情况，应当在相应的操作规程和管理制度中明确规定作为基准的形式。数据的采集、处理、存储、生成、检索、报告等活动，应当满足相应数据类型的记录填写或数据录入的要求，保证数据真实、准确、完整和可追溯。

应当明确规定记录的收集时间、归档方式、存放地点、保存期限与管理人员，并采取适当的保存或备份措施。记录的保存期限应当符合相关规定要求。总的来说，良好的数据质量应该达到 ALCOA+CCEA 的要求：

A. 可追溯性（attributable）：根据所记载的信息可以追溯到执行记录任务的人员、时间。如果记录有所变更，则要显示出是何人何时为何做出该动作。

B. 清晰（legible）：所有原始记录和过程中产生的信息均应清晰地予以记录，以便于理解和使用。如果电子数据的"动态"属性对于最终的结论很重要，则应使用适当的软件对过程中的重要步骤和环节进行"留痕"。

C. 同步（contemporaneous）：所有数据应该在事件或决策发生时同时记录。

D. 原始（original）：原始记录即首次捕获的信息，可以是记录在纸上的（静态），也可以是电子的（通常是动态的）。从纸质记录手动输入到信息化系统的数据其纸质记录应作为原始数据保存，原始记录以动态捕获的信息应保持在该状态可及。

E. 准确（accurate）：记录应该真实准确，记录人员应接受相关培训。

F. 完整（complete）：事件关键信息不可缺失，并有措施保证数据不被丢失或删除。

G. 一致（consistent）：信息创建、处理、报告和存储应该符合逻辑。

H. 持久（enduring）：记录应该按照相关规定在保存期限内保持完好无损。

I. 可获得（available when needed）：记录必须在其规定的保存期间随时可以获得，便于决策、调查、趋势分析、年报、审核或检查。

药物警戒活动的过程与结果均应进行规范的记录，对纸质记录与电子记录均应进行妥善保管，同时要求记录与数据应当真实、准确、完整、可追溯，对于关键的活动产生的记录与数据为保证其准确性，应安排人员进行确认和复核。各个阶段均应有相应的措施保证记录与数据的安全性和保密性，常规的措施就是设定权限，所有操作有痕迹，包括录入、复核、审核、修改、删除等各个环节。

记录与活动应同步进行，保证其原始性，不能事后补记。对于纸质载体的记录，应该清晰、易读且不易擦除，修改应有痕迹，且应有修改的理由和修改人签名。电子载体的数据的录入、修改、删除权限应预先设定，以保证数据的安全，同时权限的设定可以保证对数据的任何操作活动可以追溯到人与时间。修改应留痕，且应定期备份，备份的格式与备份的有效性要验证，防止数据丢失。

如果使用电子记录系统，记录的版本及创建应该是受控的，记录生成后应有复核或审核、批准的控制环节，同时为了方便数据的处理，应有数据的采集、存储、检索与报告功能，最好还能配有分析功能。在开展药物警戒活动时，如果使用电子记录系统，应当建立电子系统的操作规程以最小化数据完整性的潜在风险，规程的内容应该涵盖系统安装、设置、权限分配、用户管理、变更控制、数据备份、数据恢复、日常维护与定期回顾的要求，同时应确保规程的实施，采取培训、监测等方式，以保证电子记录系统性能稳定、权限受控、数据可靠。

药物警戒记录和数据的保存时限为至少保存至药品注册证书注销后十年，在保存的过程中应采取有效的措施防止损毁与丢失，有关要求同档案的管理要求一致。

对委托开展药物警戒活动所产生的文件、记录和数据的要求，应与自行开展药物警戒活动的要求相同。因此持有人应该对受托方的文件、记录和数据进行审核，以确保符合要求。

药品上市许可转让时，原持有人应该将与转让品种相关的药物警戒所有记录和数据，准确、完整地移交给受让持有人。

3.2.3 记录与数据全生命周期各环节管理重点

纸质、电子记录与数据因载体形式不同，其生命周期有其各自特点。

纸质记录与数据生命周期一般为书写文档或系统输出打印文档的创建、确认、修改、复制、归档、销毁。电子记录与数据生命周期一般为录入或创建、确认、修改、备份、归档、销毁。

大体归纳，无论是纸质记录与数据，还是电子记录与数据，其全生命周期一般为记录数据的创建（如纸质记录的填写、电子报告打印出的纸质文档、电子数据的录入或文件的自动创建）、确认（经复核、审核的确认过程）、修改（原始数据的变更）、复制（纸质记录的复印、电子记录的拷贝备份）和传输（纸质记录的流程运转、电子记录的共享传输等）、存储/归档和销毁。记录与数据管理的生命周期见图3-3。

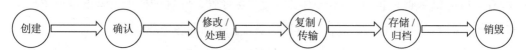

图 3-3　记录与数据管理的生命周期

数据管理的目标是获得高质量的真实数据。因此，药物警戒记录与数据管理的各个阶段需要在一个完整、可靠的记录和数据管理系统下运行，对可能影响数据质量的各种因素和环节进行全面控制和管理，使这些因素都处于受控状态，应针对不同阶段不同的影响风险因素以及纸质或电子载体的特点进行管理，使药物警戒活动的记录和数据始终保持在可控和可靠的水平。

3.2.4.1 创建

记录与数据创建是记录与数据管理生命周期的"源头"，创建时应特别关注其及时性、准确性、完整性和可追溯性，它是数据后续管理工作的基础。应当明确记录的权限职责，不得由他人随意代替，并采用可长期保存、不易去除的工具或方法。原始数据应当直接记载于规定的记录表单上，不得通过非受控的载体进行暂写或转录。

创建的记录数据主要包括持有人药物警戒体系构建和维护中产生的基础信息数据，以及各类监测、分析、评价、培训等药物警戒活动产生的数据；还包括药品在患者使用过程中产生的自发报告、上市后相关研究及其他有组织的数据收集项目、学术文献和相关网站等药物警戒活动的数据；以及经信息化系统采集与处理后生成的电子数据等。

利用信息化系统创建数据时，有人工方式输入和自动采集两种方式。采用人工输入由应用软件处理获得电子数据时，应当注意输入数据的准确性，同时防止软件功能与设置被随意更改，关键数据应该仅由经过已授权的人员录入，系统应该记录录入的详细信息、录入人身份和录入时间，数据应该以由软件控制的指定格式录入，且不接受无效数据格式。采用信息化手段自动采集数据时，原始系统、数据采集和记录系统之间的接口应该经过验证，确保数据的准确性。

创建记录和数据时应注意：

A. 记录应及时填写。应在数据产生时进行记录，不要回忆性记录，导致数据记录可靠性差，对后期数据的分析利用造成误导；

B. 记录应由特定岗位的人员填写。文件中未曾使用的空白栏应该作废（例如划掉），签名并签署日期；

C. 记录填写内容应该规范；

D. 记录应该持久。用墨水手写的内容应不可擦除，在保存期限内应不被弄脏或褪色；

E. 记录应该有填写人的签名及签署日期。签名通常应手写，若使用个人印鉴，印鉴应该受控。应该有登记册清楚表明人员与其个人印鉴之间的可追溯性，使用个人印鉴应该记录日期（由所有人签署）；

F. 使用受控记录模版或纸张记录药物警戒活动数据；

G. 应确保生成记录的信息化系统时间准确，应准确地配置和核实时区和时间同步，并限制更改记录事件日期、时区和时间的能力，确保药物警戒活动和记录的创建为正确的时间源；

H. 规定进入信息化系统的访问和权限，确保职责分离；

I. 设计流程，以避免不必要的数据誊写，或不必要地将纸质转换成电子，或将电子转换成纸质。

3.2.4.2　确认

数据确认一般包括数据的复核、审核的确认过程。该过程中应保证复核、审核确认的人员受控、时间点受控。对人工录入的关键数据一般应经过核查，可以是第二人，也可以是经过验证的信息化系统方式。

确认记录时应注意：

A. 复核、审核人员均应得到授权；

B. 药物警戒活动中产生关键性的记录和数据，一般采用双人复核，复核人应签署全名及复核日期。

C. 审核人员应检查记录模板及所有空格均正确填写，并根据数据完整性原则对结果的可靠性进行适当的评估，审核人应签署全名及审核日期。

D. 在信息化系统上的进行复核确认时，应设定登录权限。

3.2.4.3　修改与处理

对于创建的原始数据，在确认或后续审计过程中，发现疑问需要修改时，应保证修改操作的受控，修改记录的人员和时间点应留痕，并保持原有信息清晰可辨。必要时应当说明更改的理由。

纸质记录修改时要注意：

A. 将要修改的内容用单线划掉，必要时，应该清楚记录更正的原因；

B. 对所做修改应签署修改人姓名和日期，被修改的数据应该可辨识且不被遮挡（例如，不得使用修正液遮盖，不允许覆写）；

C. 更正时应该使用不可擦除的墨水。正确纸质记录修订示例如图 3-4 所示。

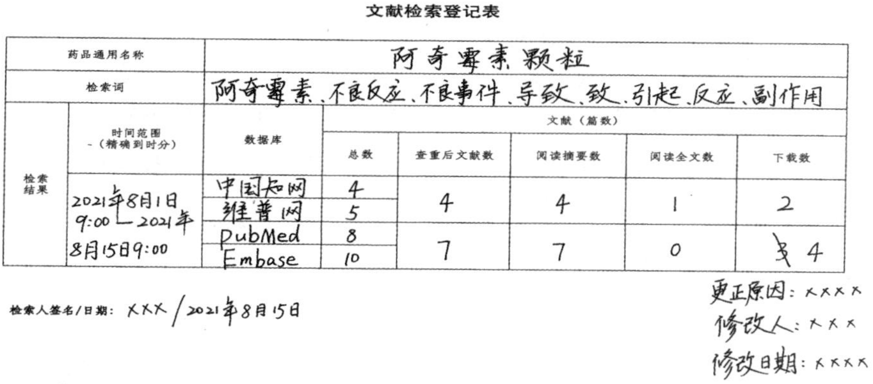

文献检索登记表

药品通用名称		阿奇霉素 颗粒					
检索词		阿奇霉素、不良反应、不良事件、导致、致、引起、反应、副作用					
检索结果	时间范围——（精确到时分）	数据库	文献（篇数）				
			总数	查重后文献数	阅读摘要数	阅读全文数	下载数
	2021年8月1日9:00——2021年8月15日9:00	中国知网	4	4	4	1	2
		维普网	5				
		PubMed	8	7	7	0	4
		Embase	10				

检索人签名/日期：×××/2021年8月15日

更正原因：××××
修改人：×××
修改日期：××××

图 3-4 纸质记录修改示意图

电子记录修改时要注意：①设定修改人的权限；②修改要留痕，数据可追溯。电子记录修改和删除示例如图 3-5 所示。

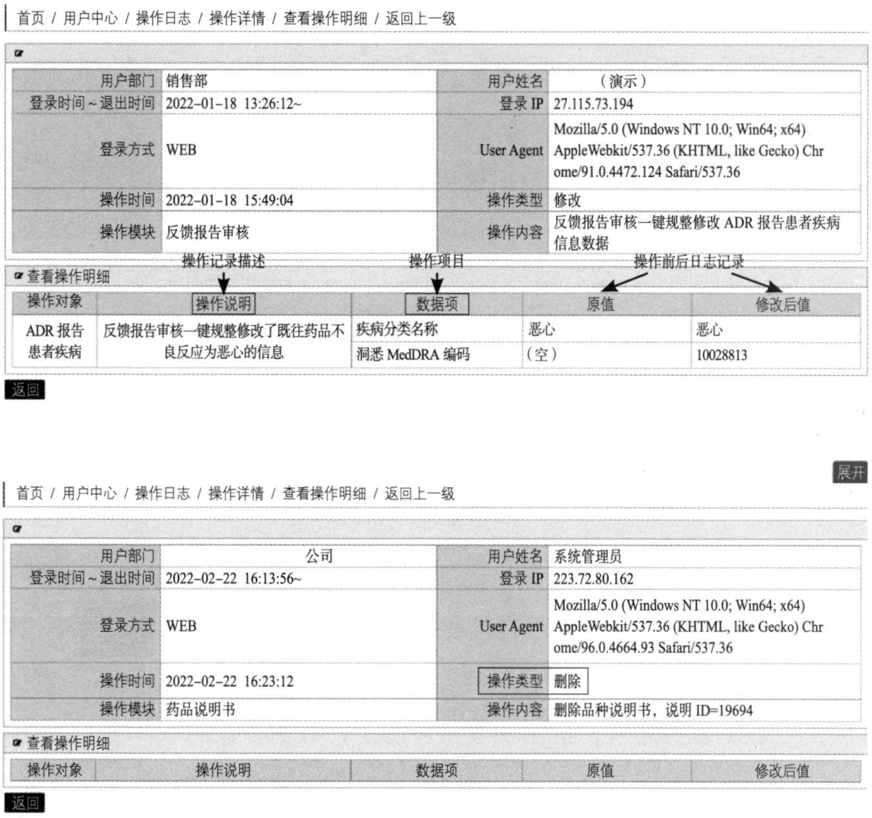

首页 / 用户中心 / 操作日志 / 操作详情 / 查看操作明细 / 返回上一级

用户部门	销售部	用户姓名	（演示）
登录时间~退出时间	2022-01-18 13:26:12~	登录 IP	27.115.73.194
登录方式	WEB	User Agent	Mozilla/5.0 (Windows NT 10.0; Win64; x64) AppleWebkit/537.36 (KHTML, like Gecko) Chrome/91.0.4472.124 Safari/537.36
操作时间	2022-01-18 15:49:04	操作类型	修改
操作模块	反馈报告审核	操作内容	反馈报告审核—一键规整修改 ADR 报告患者疾病信息数据

☑ 查看操作明细

操作记录描述　　　操作项目　　　操作前后日志记录

操作对象	操作说明	数据项	原值	修改后值
ADR 报告患者疾病	反馈报告审核—一键规整修改了既往药品不良反应为恶心的信息	疾病分类名称	恶心	恶心
		洞悉 MedDRA 编码	（空）	10028813

返回

展开

首页 / 用户中心 / 操作日志 / 操作详情 / 查看操作明细 / 返回上一级

用户部门	公司	用户姓名	系统管理员
登录时间~退出时间	2022-02-22 16:13:56~	登录 IP	223.72.80.162
登录方式	WEB	User Agent	Mozilla/5.0 (Windows NT 10.0; Win64; x64) AppleWebkit/537.36 (KHTML, like Gecko) Chrome/96.0.4664.93 Safari/537.36
操作时间	2022-02-22 16:23:12	操作类型	删除
操作模块	药品说明书	操作内容	删除品种说明书，说明 ID=19694

☑ 查看操作明细

操作对象	操作说明	数据项	原值	修改后值

返回

图 3-5 电子记录修改示意图

3.2.4.4 复制与传输

数据的复制是指纸质文件的复印以及电子数据的拷贝备份。复制过程中要确保数据的安全。复制过程应处于受控状态，如复制的人、复制的份数、复制的时间等。记录的使用与复制应当采取适当措施防止记录的丢失、损坏或篡改。复制记录时，应当规定记录复制的批准、分发、控制方法，明确区分记录原件与复印件。复制件应经核准、确认以保证复制件与原件的一致性。

数据传输指纸质记录和数据的流程运转以及电子记录和数据的流程运转、共享传输等。数据传输时应保证数据安全、防止泄露或破坏。开展药物警戒活动时，发生电子传输的情形很多，如药物警戒部门与销售部门或市场部门进行个例报告数据的传输，与质量部或医学部进行分析评价方面的数据传输，还有使用信息化系统时的流程运转传输。对于持有人与受托单位以及与生产经营企业和医疗机构之间的数据传输，可以建立相应的管理协议，规定相关方的责任。

纸质记录和数据的流程运转主要涉及药物警戒部门与监管部门、上级部门和领导，以及与其他相关部门之间的传递，其过程应防止丢失。

电子数据的传输途径一般包括信息化系统、邮箱、云盘、即时通讯工具（QQ、微信等）、共享、拷贝、刻录等。传输时应确保数据安全、不丢失。对于重要数据的传输，需要加以安全防护，必要时可采用加密方式（包括通道加密、内容加密、签名校验等）。用户在安装或更新操作系统以及各类信息化软件时，发生记录数据转移应有书面方案，并对转移过程予以控制；应确保新系统/软件可以读取既有数据，并对数据能够实现完整转移进行验证；如转移到新系统/软件后的数据无法有效读取，则应维护旧系统/软件，或采用其他技术解决方案，确保在需要时读取既往数据资料。

3.2.4.5 存储与归档

数据存储一般指非动态数据以任何数字格式进行物理存储的阶段，无形数据依托存储介质得以存在。大数据时代，对存储容量以及存储稳定性提出了更高标准，甚至需要配套数据备份与恢复机制。通常情况下，数据存储的载体可采用纸质、电子或混合等一种或多种形式。数据存储应包括整个药物警戒活动涉及的所有原始数据、过程数据及最终数据。纸质、电子记录数据均应保存，信息化系统采集的数据应该以不易被篡改、丢失或修改的格式保存至存储器中，必要时相关数据应予以复制和备份，以确保某一存储位置出现意外崩溃时，可以及时调用另一位置的数据。原始数据及备份数据均应受控，未经授权不得随意进行数据访问、修改和删除。例如，将数据备份至移动硬盘上，则应禁止从硬盘上删除和额外复制数据。所存储的数据应能够以全面可读格式进行访问。对于药物警戒关键活动产生的记录和电子数据应该及时保存副本，归档副本应物理保护（或虚拟地）在一个与备份和原始数据的存储位置不同的单独的远程位置，以防灾难发生。

持有人应建立相应的标准操作规程规定数据存储、定期备份、归档等要求。在整个归档期间，数据应是可访问和可读的，并保持其完整性。保存的条件应满足纸质、电子档案的管理要求。

记录和数据存储与归档还应注意：

A. 日常药物警戒活动产生记录和数据一般由其产生的部门内部保存，定期归档统一管理，项目性记录和数据完成后应及时将记录和数据归档；

B. 应有序且易于识别，已归档记录的检索系统应有效并可追溯（比如记录应按药物警戒活动时间或编号顺序装订归档）；

C. 已归档记录和数据应仅限于经过授权的人员获取以确保其完整性，调阅记录需经相关部门负责人同意并按期归还；

D. 所有纸质记录均应归档于可防止受损或丢失的安全位置，且保证记录在其存档周期内的持久性。

记录和数据应按照相关的要求保存适当的年限。GVP 对于保存期限与要求中，第一百一十二条规定"在保存和处理药物警戒记录和数据的各个阶段应当采取特定的措施，确保记录和数据的安全性和保密性。"第一百一十三条规定"药物警戒记录和数据至少保存至药品注册证书注销后十年，并应当采取有效措施防止记录和数据在保存期间损毁、丢失。"

3.2.4.6 销毁

数据销毁是指通过对数据及数据的存储介质采取相应的操作手段，使数据彻底丢失且无法通过任何手段恢复的过程。通过数据销毁使得数据的生命周期得以终结。数据销毁往往包括数据因客观上失去相应价值被销毁，如 GVP 规定对至少保存至药品注册证书注销后十年的药物警戒记录和数据可以予以销毁；以及因管理需要对拷贝数据、过程数据等相关数据主动予以销毁等两种情形。对于电子化数据可以采取格式化、删除、破坏存储介质等方式进行销毁，对纸质数据可以采取碎纸、撕毁等方式进行销毁。对销毁的数据，必须销毁彻底，防止因销毁不彻底导致数据的泄露。记录和数据销毁应有登记，如由保管人员提出申请，列出处置清单，经管理部门审查，主管领导审批后销毁，销毁处理时有销毁人和监销人签字。

3.2.4 电子记录与数据管理特殊要求

持有人使用信息化系统进行 GVP 活动时，需要全面评估信息化系统，并根据 GVP 要求对其进行管理。目前，市场上药物警戒信息化系统的服务商，涉及药品上市前药物警戒、上市后药物警戒、主动监测、真实世界研究等领域，不同的信息系统各有自己的特点，擅长不同的领域，还有很多公司根据自身特点开发出了其药物警戒信息化系统。持有人应充分了解所用信息化系统的性质和范围，并评估其预期用途、功能、数据完整性风险或漏洞。信息化系统的设计、评估和选择过程应包括对系统数据管理和完整性方面的适当考虑。持有人委托开展药物警戒相关工作的，要确保受托方按照以上原则有效实施适当的数据管理和完整性控制。采用电子存储载体时，要确保电子系统具备记录的创建、审核、批准、版本控制，以及数据的采集与处理、记录的生成、复核、报告、存储及检索等功能；明确信息化系统的安全管理要求，根据不同的级别选取访问控制、权限分配、审计追踪、授权更改、电子签名等控制手段，确保信息化系统及其数据的安全性。持有人需要对相关硬件、软件进行必要、及时的维护更新，以确保所存储的电子数据在任何时候均能够满足使用需求。

经信息化系统采集、处理、报告所获得的电子数据，应当采取必要的管理措施与技术手段：一是经人工输入由应用软件进行处理获得的电子数据，应当防止软件功能与设置被随意更改，并对输入的数据和系统产生的数据进行审核，原始数据应当按照相关规定保存；二是经信息化系统采集与处理后生成的电子数据，其系统应当符合相应的规范要求，并对元数据进行保存与备份，备份及恢复流程必须经过验证。

3.2.5.1 信息化系统设施与配置

应配置和实施用户访问控制，以禁止未经授权访问、更改和删除数据。采用电子记录的信息化系统应当满足以下设施与配置。

A. 安装在适当的位置，以防止外来因素干扰；

B. 支持系统正常运行的服务器或主机；

C. 稳定、安全的网络环境和可靠的信息安全平台；

D. 实现相关部门之间、岗位之间信息传输和数据共享的局域网络环境；

E. 符合相关法律要求与管理需求的应用软件与相关数据库；

F. 能够实现记录操作的终端设备及附属装置；

G. 配套系统的操作手册、图纸等技术资料。

采用电子记录的信息化系统至少应当满足以下功能要求。

A. 保证记录时间与系统时间的真实性、准确性和一致性；

B. 能够显示电子记录的所有数据，生成的数据可以阅读并能够打印；

C. 系统生成的数据应当定期备份，备份与恢复流程必须经过验证，数据的备份与删除应有相应记录；

D. 系统变更、升级或停用，应当采取措施保证原系统数据在规定的保存期限内能够进行查阅与追溯。

3.2.5.2 信息化系统的验证与维护

采用电子记录的信息化系统验证项目应当根据系统的基础架构、系统功能与业务功能，综合系统成熟程度与复杂程度等多重因素，确定验证的范围与程度，确保系统功能符合预定用途。

A. 持有人应确保在信息化系统采购时，充分考虑数据生命周期中数据管理和完整性要求。

B. 持有人应掌握信息化系统涉及的所有软件，以及软件的具体功能。具体包括每个软件的名称、位置和基本功能；每个软件应有风险评估，要具体评估确保数据完整性所需的要求。要审核软件在无意或未经授权修改关键参数设置或数据篡改方面的弱点。还应考虑在发生灾难时确保及时完整地恢复数据。

C. 持有人应定期对信息化系统进行评估，确保持续符合数据完整性控制要求。评估应包括变更（包括所有变更累积效应）、更新历史、性能和维护，并评估这些变更是否已经对数据管理和完整性控制产生了有害影响。

D. 持有人应根据供应商的建议及时更新操作系统和网络组件（包括硬件），在可能发生诸如系统崩溃或不能使用前将相关应用程序和数据及时迁移到新的系统中，避免对系统数据产生影响。

3.2.5.3 信息化系统的安全性保证

A. 电子记录应当实现操作权限与用户登录管理，至少应包括以下内容。

- 建立操作与系统管理的不同权限，业务流程负责人的用户权限应当与承担的职责相匹配，不得赋予其系统（包括操作系统、应用程序、数据库等）管理员的权限。

- 具备用户权限设置与分配功能，能够对权限修改进行跟踪与查询。

- 确保登录用户的唯一性与可追溯性，当采用电子签名时，应当符合《中华人民共和国电子签名法》的相关规定。

- 应当记录对系统操作的相关信息，至少包括操作者、操作时间、操作过程、操作原因；数据的产生、修改、删除、再处理、重新命名、转移；对信息化系统的设置、配置、参数及时间戳的变更或修改。

B. 定期审查网络安全措施的适当性和有效性，具体如下。

- 信息化系统硬件的物理安全，服务器的位置和访问权限等。

- 网络系统受到本地和外部攻击的可能性及防火墙配置情况。

- 应采用适当的网络安全措施，包括入侵防御和检测系统，及时进行更新和升级防火墙，以确保防火墙系统版本处于最新状态。

- 应适当限制对系统关键数据/操作参数的访问，并由授权人员通过变更管理流程控制对设置/配置的任何更改。

C. 应有适当的措施控制电子签名，确保其真实性和可追溯性，并要符合《中华人民共和国电子签名法》的相关规定。电子签名应与其各自的记录永久链接。电子签名功能应自动记录应用签名的日期和时间。鼓励使用高级形式的电子签名（例如使用生物识别技术）。

D. 应对外接存储设备，如移动硬盘、U盘等的使用加强管理，避免因使用该类设备造成数据的丢失，或病毒传播。如有必要，应开放部分USB端口，并且应在使用前正确扫描所有USB设备。

（钟露苗　夏旭东）

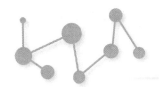

4 药物警戒体系主文件

药物警戒体系主文件（pharmacovigilance system master file，PSMF）最早由欧盟提出，是药物警戒体系的文本材料。PSMF 是药物警戒体系建设的核心内容之一，涵盖了药物警戒体系的人员配置、活动流程、运行情况等内容。科学系统的 PSMF 有助于药品上市许可持有人（Marketing Authorization Holder，MAH）规范地进行药物风险监测及记录，有助于国家科学地进行药物警戒工作监管，也能进一步保障用药合理及安全。

2021 年 5 月 13 日，《药物警戒质量管理规范》（Good Pharmacovigilance Practice，GVP）正式发布，首次提出持有人应创建 PSMF 并对更新和格式内容做出要求。2022 年 2 月 25 日，国家药品不良反应监测中心发布《药物警戒体系主文件撰写指南》，提出了撰写药物警戒体系主文件的一般要求，用以指导药品上市许可持有人创建和维护药物警戒体系主文件。指南同时提出持有人应当结合自身实际情况，撰写反映药物警戒活动情况的药物警戒体系主文件。

4.1 药物警戒体系主文件创建和维护

第一百零四条 持有人应当创建并维护药物警戒体系主文件，用以描述药物警戒体系及活动情况。

第一百零五条 持有人应当及时更新药物警戒体系主文件，确保与现行药物警戒体系及活动情况保持一致，并持续满足相关法律法规和实际工作需要。

4.1.1 一般原则

药物警戒体系主文件是用于描述持有人开展药物警戒活动的文件。其内容的范围要求适用于中国上市许可的所有药品（包括疫苗），但不适用于化妆品、医疗器械或营养保健品。

对于集团公司或跨国企业，主文件需要阐述子公司和集团母公司 / 总公司药物警戒任务、活动和职责的界限。如果是跨国企业，本地药物警戒体系主文件也通常作为全球主文件的补充，须同时与全球药物警戒主文件和本地法律法规要求保持一致，并结合全球药物警戒体系主文件的相关内容进行审查。

药物警戒主文件需用中文撰写，需要药物警戒负责人签字。建议建立药物警戒主文件撰写和审批流程，有助于持有人撰写药物警戒体系主文件。药物警戒体系主文件的撰写无需大段复述药物警戒流程规章的内容，可以概述并索引相关标准操作规程（standard operating procedure，SOP）。

4.1.2 药物警戒主文件的维护更新

药物警戒主文件说明了开展药物警戒活动和义务的常规组织及质量体系管理。建议该文件每年至少更新一次或在药物警戒检查、内部审计、当地法规或药物警戒组织构架重大变更等情况时及时更新。需要在附件"主文件修订日志"和"变更历史"中记录变更情况，并确保主文件在创建时和更新后的质量控制。

4.1.3 药物警戒体系主文件版本号控制

药物警戒体系主文件通常每年至少需要更新一次。更新后的药物警戒体系主文件移动到下一个主要版本 X.0。在药物警戒检查准备时，评估当前版本（X. 0），如需更新则将新版本的药物警戒体系主文件更新为（X+1）. 0。一些附件需要每季度更新一次，并有 X.1、X.2、X.3 和 X.4 次要版本。如果正文和附件都作为 1 个文档进行维护，则适用相同的版本规则。由于内部审计所需、组织的变更、法规的更新而需对药物警戒主文件进行临时变更，则也需要移动到下一个版本。

4.1.4 其他重要考量

根据欧洲共同体人用医药产品规范的指令（Directive 2001/83/EC）第 1 条的定义，药物警戒体系主文件是对 MAH 药物警戒体系的描述，其可覆盖一种或多种药品。每一个药物警戒体系对应一个药物警戒体系主文件。如适用，同一持有人不同的药品种类（如疫苗或消费者保健产品）可有不同的药物警戒体系和体系主文件。如果同一集团内多个持有人共用一个药物警戒体系，也可维护一份药物警戒体系主文件。

当持有人发生（如并购、转让、重组等）组织变化时，药物警戒活动相关的责任发生转移时，应及时并将相关变化情况记录在药物警戒体系主文件中，并保留过往的药物警戒变更历史。

4.2 药物警戒体系主文件的内容

《规范》规定药物警戒体系主文件至少包括十个方面的内容，分别为组织机构、药物警戒负责人的基本信息、专职人员配备情况、药品不良反应信息来源、信息化工具或系统、管理制度和操作规程、药物警戒体系运行情况、药物警戒活动委托、质量管理、附录。这十个项目涵盖了《规范》中质量管理、机构人员与资源、药品不良反应监测与报告、安全风险识别与评估、药品安全风险控制、文件记录与数据管理六个章节的内容，可以全面反映持有人依据 GVP 要求开展药物警戒活动的各个方面。《药物警戒体系主文件撰写指南》延续了 GVP 第一百零六条的相关要求，对 PSMF 十方面内容要求加以细化和明确。

药物警戒体系主文件是对持有人已建立的药物警戒体系及活动情况的描述，应全面如实反映持有人出于合规目的和获益风险评估需求开展药物警戒活动的情况及体系质量评估结果。因此药物警戒体系主文件的构成首先要考虑全面性，应能涵盖持有人为满足当地法律法规对于药物警戒体系建设的基础要求采取的所有活动，例如组织构建、岗位设置等支撑药物警戒活动开展的资源配置情况等；再是要考虑真实性，PSMF 不是操作规程或工作手册一类的指导性文件，并不是药物警戒活动开展的依据，而是对已有药物警戒体系真实运行情况的概述，尤其当发现影响药物警戒体系运行的重大问题时更需要在主文件如实记录，充分发挥好主文件在监管部门开展监督检查、持有人和药物警戒负责人监测评估药物警戒体系运行状态中的工具性作用。

下面的内容将围绕《药物警戒质量管理规范》《药物警戒体系主文件撰写指南》中对于 PSMF 的相关要求展开，辅以其他章节的具体要求及《欧盟药物警戒质量管理规范》中的相关内容，进一步说明 PSMF 各部分的内容构成。以下示例仅供参考，持有人应当结合自身实际情况，撰写反映自身药物警戒体系及警戒活动实际情况的药物警戒体系主文件。

第一百零六条　药物警戒体系主文件应当至少包括以下内容：

（一）组织机构：描述与药物警戒活动有关的组织架构、职责及相互关系等；

（二）药物警戒负责人的基本信息：包括居住地区、联系方式、简历、职责等；

（三）专职人员配备情况：包括专职人员数量、相关专业背景、职责等；

（四）疑似药品不良反应信息来源：描述疑似药品不良反应信息收集的主要途径、方式等；

（五）信息化工具或系统：描述用于开展药物警戒活动的信息化工具或系统；

（六）管理制度和操作规程：提供药物警戒管理制度的简要描述和药物警戒管理制度及操作规程目录；

（七）药物警戒体系运行情况：描述药品不良反应监测与报告，药品风险的识别、评估和控制等情况；

（八）药物警戒活动委托：列明委托的内容、时限、受托单位等，并提供委托协议清单；

（九）质量管理：描述药物警戒质量管理情况，包括质量目标、质量保证系统、质量控制指标、内审等；

（十）附录：包括制度和操作规程文件、药品清单、委托协议、内审报告、主文件修订日志等。

4.2.1 组织机构

4.2.1.1 实施指导

《规范》要求持有人建立药品安全委员会、专门的药物警戒部门，并对药品安全委员会的人员组成、药品安全委员会和药物警戒部门的主要职责进行了规定。同时要求明确药物警戒相关部门及其职责，并要求各部门间要建立沟通协调机制，共同保障药物警戒活动。主文件中要求描述与药物警戒活动有关的组织架构、职责及相互关系。

持有人应结合指南要求，在 PSMF 组织机构部分中展现与药物警戒活动有关的所有单位组织、部门，描述各方职责及不同单位组织间、同一组织内不同部门的相互关系，可用图表等更直观的方式体现。对于药品安全委员会的描述应包含委员会的职责、组成，概述药品安全委员会的工作机制和工作程序，并在附录中提供组成人员的详细信息，以证明委员会的组成满足相关要求。建议持有人充分考虑，在例如疑似药品不良反应收集、安全风险识别的延伸质量风险排查、风险沟通等药物警戒负责部门无法独立完成、需要多部门配合的药物警戒活动中各关联部门的作用，并在该部门的职责描述或相应的质量文件等中予以明确，确认相关部门的药物警戒活动义务。如持有人涉及药物警戒活动委托，应指明受托方承担的职责和义务。

4.2.1.2 要点和实例解析

《规范》第二章第一节第六条规定"药物警戒体系包括与药物警戒活动相关的机构、人员、制度、资源等要素，并应与持有人的类型、规模、持有品种的数量及安全性特征等相适应"。持有人可结合中国法规要求和公司药物警戒体系现状，建议可从以下几方面展开描述持有人的组织机构：①持有人相关信息，包括：地址、联系电话和电子邮件地址。描述持有人名称和公司注册地址。若药物警戒部承担集团下多个持有人的药物警戒工作，在此项下，可分别描述集团下各持有人的名称和注册地址。②描述持有人在国家药品不良反应监测系统中注册信息。③有关中国注册产品列表的概述，注册产品列表可见附件。④描述药物警戒部门的职责。⑤描述本地药品安全委员会的职责和人员构成。⑥描述其他相关部门在药物警戒活动中的职责，如药物研发、注册、生产、质量、销售、市场等部门（基于公司的实际业务开展情况）。

如果发生药物警戒活动委托管理，在组织机构部分可简要描述并参考后续委托管理章节。药物警戒活动委托可能存在多种情况，一是集团内委托，即集团内各持有人之间以及总部和各持有人之间签订药物警戒委托协议；二是药物警戒部分活动委托给具备相应药物警戒条件和能力的第三方受托机构。

在实际工作中持有人的类型、规模、持有品种的数量等差别很大。多数国内药品持有人可能为单一持有人，不存在子公司或下属独立持有人，无需举例特别说明。以下是特殊情况的举例说明。

案 例

以甲集团公司为例，该公司业务范围涉及不同产品线，且不同业务部门分别在不同的城市，在中国有多个生产厂且均为持有人。集团药物警戒部门承担其在中国所有持有人的药物警戒工作，即该集团公司属下多个持有人共享一个药物警戒体系。基于主文件是针对药物警戒体系的描述，该集团维护一份药物警戒主文件，主文件中组织机构描述内容依次为集团药物警戒组织架构（图4-1）、集团下持有人信息列表（表4-1）、药品安全委员会职责及组成人员、药品安全委员会人员组成、药物警戒部门职责、其他相关部门职责。

A. 集团药物警戒组织架构

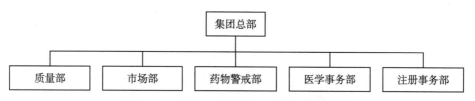

图4-1 甲集团公司药物警戒相关组织架构图

表4-1 集团内一个药物警戒体系下各持有人名称和地址详情

持有人名称	注册地址
子公司A	
子公司B（生产厂）	
子公司C（生产厂）	

B. 药品安全委员会职责：对重大风险进行研判；对重大或紧急药品事件进行处置；对风险控制措施进行决策；审核药物警戒计划等。药物安全委员会人员组成列表如表4-2所示。

表4-2 药物安全委员会组成人员

姓名	所属部门	职务	委员会角色 （主席，秘书/协调员，常规成员，临时成员）
XXX	—	法人代表和主要负责人	
XXX	药物警戒部	药物警戒部门负责人	
XXX	药物警戒部	药物警戒负责人	

姓名	所属部门	职务	委员会角色 （主席，秘书/协调员，常规成员，临时成员）
XXX	医学事务部	负责人	
XXX	质量部	负责人	
XX	药物警戒部	安全专员	
XXX	医学事务部	疾病治疗领域负责人	
XX	药政事务部	负责人或代理	
……	……	……	

C.药物警戒部门的职责：负责疑似药品不良反应信息的收集、处置与报告；识别和评估药品风险，向药物警戒负责人和药品安全委员会提出风险管理建议，根据药品安全委员会决定组织或参与开展风险控制、风险沟通等活动；组织撰写药物警戒体系主文件、定期安全性更新报告、药物警戒计划等；组织或参与开展药品上市后安全性研究；组织或协助开展药物警戒相关的交流、教育和培训；接受监督管理部门开展的药物警戒检查等。

D.其他部门职责（包括但不限于）

- 医学事务部：从医学角度审查和准备上市后研究或临床试验所需的文件/报告，如知情同意书、研究手册、临床研究报告、参考安全信息等；协调实施额外风险最小化措施等。
- 质量部：执行药物警戒体系审计相关活动；参与质量投诉案例的管理，若合并不良事件，则需要第一时间报告至药物警戒部门；负责产品质量警报和产品召回的管理等。
- 药政事务部：负责产品说明书的修订和递交；产品注册相关信息与药物警戒部门及时沟通；注册申请资料的递交（包括风险管理计划）等。

4.2.2 药物警戒负责人

4.2.2.1 实施指导

《规范》第二十四条至第二十五条对药物警戒负责人的级别、专业背景、技术职称、从业经历、知识技能、职责做出了相关规定。要求药物警戒负责人是具备一定职务的管理人员、具有医药学相关专业背景、本科以上学历或中级以上专业技术职称、三年以上相关工作经历、熟悉国内法律法规和技术指导原则、具备相应的知识和能力，同时明确了药物警戒负责人监督药物警戒体系运行的相关职责。

持有人在撰写 PSMF 药物警戒负责人部分时应首先注意所填写信息应与"药品上市许可持有人药品不良反应直接报告系统"中注册登记的信息一致，并在主文件中提供药物警戒负责人已在直报系统注册登记的证据。建议持有人撰写该部分时结合法律法规及指南要求考虑包含以下内容。

药物警戒负责人的联系方式。包含但不限于姓名、邮编、电话、电子邮件、居住地所在省市。在居住地的选择上，建议持有人和药物警戒负责人结合主要药物警戒活动开展地点予以考虑，地点的选择应有利于药物警戒负责人更好地监督指导药物警戒工作，方便与药品监督管理部门和药品不良反应监测机构保持和及时进行有效沟通。

药物警戒负责人的职责。对药物警戒负责人的职责进行如实描述，并与相应的岗位职责文件描述一致，建议这一职责能保证药物警戒负责人具有足够的权限以促进、维护药物警戒体系和提高合规性。

药物警戒负责人的资质。概述药物警戒负责人的简历信息，描述教育背景、工作经历、培训情况等，并在附件中提供简历信息等证明材料。

缺位备选方案。中国 GVP 对药物警戒负责人缺位备选方案未提出明确要求，但参考欧盟的相关要求，为了保证药物警戒体系的有效运行，保证药物警戒负责人工作的持续性，建议持有人建立药物警戒负责人临时离岗时的应急方案，指定药物警戒负责人备选人员。如建立了缺位备选方案，主文件中对该方案内容、备选人员信息进行描述。

4.2.2.2 要点和实例解析

根据公司规模和设置，药物警戒部门负责人可同时兼任药物警戒负责人，也可能是不同人选。现以甲集团公司药物警戒体系主文件中药物警戒负责人信息为例说明。

A. 药物警戒负责人的职责：负责建立和维护药物警戒体系；确保药品不良反应监测与报告的合规性；监督开展药品安全风险识别、评估与控制，确保风险控制措施的有效执行；负责药品安全性信息沟通的管理，确保沟通及时有效；确保持有人内部以及与药品监督管理部门和药品不良反应监测机构沟通渠道顺畅；负责重要药物警戒文件的审核或签发。

B. 药物警戒负责人的联系信息（表4–3）

表4–3　药物警戒负责人的联系信息

联系信息项目	联系信息内容
姓名	
职位	
办公地址	
办公电话	
手机	
电子邮件（个人办公邮箱）	

C. 药物警戒负责人简历概述（表4–4）：药物警戒负责人已在国家药品不良反应监测信息系统注册，注册证明及系统截图详见附录C。药物警戒负责人关键资质材料详见附录C。

表4–4　药物警戒负责人简历概述

简历项目	简历内容
相关学历	
专业名称	
毕业院校	
技术职称	
工作经历	

D. 药物警戒负责人缺位备选方案：药物警戒负责人职责中规定其应可通过办公电话或手机联系（包括非工作时间）。为确保药物警戒负责人缺席时至少有一名备选负责人发挥药物警戒负责人作用，公司建立了药物警戒负责人缺位备选方案。当药物警戒负责人缺席时，由备选负责人接替药物警戒负责人相关工作；在任何有计划性的缺席之前，药物警戒负责人和轮值备选负责人就所有当前工作和问题进行交接和信息沟通。在药物警戒负责人返回时，备选负责人向药物警戒负责人汇报缺席期间的所有药物警戒活动。

4.2.3　人员配备

4.2.3.1　实施指导

《规范》第二十六条规定药物警戒部门应当配备足够数量并具备适当资质的专职

人员。专职人员应具有相关专业背景、接受过药物警戒相关培训、熟悉国内法律法规和技术指导原则、具备开展相应工作所需的知识和能力。

建议持有人以保证药物警戒体系运行和达成质量控制目标为依据考虑专职人员的数量和岗位配置，在主文件中描述以下内容：①药物警戒部门的岗位配置、岗位职责、岗位要求、各岗位已配备人员数量。可按照岗位进行组织，提供人员姓名、学历等可证明专职人员符合岗位要求的信息及培训情况。②概述其他相关部门与药物警戒活动密切相关的岗位设置、人员配备情况。

4.2.3.2 要点和实例解析

中国 GVP 将药物警戒人员和培训的要求放在第三章第二节。并在中国 GVP 第一百零六条要求药物警戒主文件需描述专职人员配备情况，包括专职人员数量、相关专业背景、职责等。在欧盟 GVP 模块二药物警戒主文件中没有对具体专职药物警戒人员专业背景和职责加以描述的要求，而在组织构架部分要求药物警戒组织结构图给出了参与药物警戒活动的全职人员人数。中国 GVP 对药物警戒主文件将专职人员和培训作为独立的小节进行描述。可参见主文件药物警戒组织构架图给出了参与药物警戒活动的全职人员人数。专职人员的背景和岗位名称以列表形式在附件上体现。持有人规模大小和人员配置差别很大，对于大型持有人，若设置不同的药物警戒职能小组，可按职能小组对岗位加以描述，比如药物警戒合规人员，药物警戒运营人员、药物警戒医师等。

以甲公司药物警戒体系主文件示例，人员配备相关内容依次为药物警戒工作岗位设置与职责（表 4-5）、各岗位现已配备人员情况。

A. 药物警戒工作岗位设置及职责

表 4-5　药物警戒工作岗位、职责描述

药物警戒工作岗位	职责
药物警戒负责人	
药物警戒运营	
药物警戒医师	
药物警戒合规	
……	

B. 甲公司现已配备药物警戒相关人员 x 名，其中药物警戒运营 x 名、药物警戒医师 x 名、药物警戒合规 x 名。具体岗位职责文件，各岗位配备人员简历及关键资质材料详见附录 D。

4.2.4 疑似药品不良反应信息来源

4.2.4.1 实施指导

《规范》第三十二条至第三十八条规定持有人应主动、全面、有效地收集来源于自发报告、上市后相关研究及其他有组织的数据收集项目、学术文献和相关网站等涉及的信息。

持有人在主文件中应描述疑似药品不良反应信息的来源，建议针对境内外收集途径分述。按照要求应建立但尚未建立的境内外疑似药品不良反应信息来源收集途径，建议备注原因或其他要说明的问题。

境内疑似药品不良反应信息来源。描述监管部门反馈数据的收集途径和除监管部门反馈外的所有自主收集途径，按照相关要求应包括：医疗机构、药品生产企业、药品经营企业、电话、文献、研究和项目、相关网站等。建议概述各途径下的负责收集方、收集方法、收集路径、收集时限等。

境外疑似药品不良反应信息来源。建议描述境外疑似药品不良反应信息的直接来源。如果持有人直接开展境外疑似药品不良反应信息收集，在已获得上市许可的境外国家或地区自主或委托建立了信息收集途径，建议在主文件中概述已建立自主收集途径的国家/地区、负责收集方、收集方联系方式、收集方法、数据反馈方式、委托合同或药物警戒数据交换协议。如果持有人不直接开展境外疑似药品不良反应信息收集，而是委托唯一或少数受托方负责时，例如集团内持有人或跨国公司境内代理机构委托或依赖集团总部获取境外疑似药品不良反应信息，建议概述如何通过集团总部获取境外疑似药品不良反应信息。

4.2.4.2 要点和实例解析

疑似药品不良反应信息的主要来源，包括自发报告、上市后安全性研究及其他有组织的数据收集项目、学术文献和相关网站等，主文件中对信息来源的描述可用表格直观体现（表4-6）。

表4-6 疑似药品不良反应信息的主要来源

境内外安全性信息	信息来源	收集方式
境内安全性信息来源	医疗机构	公司员工（如医药代表、医学联络官等）采用日常拜访、电子邮件、电话等方式向医生收集临床使用产品时发生的不良事件、其他特殊情况等，在规定时限内将获知的所有涉及公司产品的不良事件报告信息发送至公司药物警戒部门

境内外安全性信息	信息来源	收集方式
境内安全性信息来源	药品经营企业	公司与经销商、分销商、代理商签订协议时，须附加药物警戒条款或签订一份药物警戒协议，约定其收集和报告不良事件的职责，明确信息收集范围、上报要求及途径 由公司代表对经销商、分销商、代理商等进行培训，使其了解公司产品不良事件收集的义务、有效联系方式、上报时限、需向公司药物警戒部门报告内容和记录存档要求
	电话和投诉	公司在产品说明书、网站均公布了热线电话号码，以便患者、医生等咨询公司产品信息、报告不良事件和产品投诉 热线电话由公司委托指定公司指定人员负责接听，收集并记录通话内容，并将涉及的不良事件信息在规定时限内报告至药物警戒部门。热线电话的工作时间为（工作日 8：30~18：00），如遇节假日设有留言及转接功能 公司还可以维护一个 24 小时药物警戒专用电话，由药物警戒部门人员负责接听来电
	学术文献	每周一次对两个中文文献数据库和两个外文文献数据库进行检索 检索出的摘要或全文若包含有效的个例安全性信息，则在规定时限内录入全球药物警戒数据库 若检索出的摘要或全文仅包含安全性评估有关安全性信息（非有效的个例安全性报告），则根据全球定期安全性更新报告准备和信号管理流程进行处理
	互联网及相关途径	公司主办的数字化平台（如公司官网、微信公众号）收集到的留言信息，公司安排指定人员在每个工作日进行审查/监测，如发现不良事件信息将在规定时间报告药物警戒部门 如果公司员工从非公司主办的互联网处获知与公司产品相关的不良事件，将在规定时间内报告药物警戒部门
	上市后研究和项目	上市后研究：以主动征集形式收集。公司对研究者进行培训，根据研究设计和法规要求，在方案中明确公司产品报告的类型和时限，研究者填写相应的个例安全性信息报告表报告至公司 上市后项目（市场调研项目和患者项目）：以主动征集形式收集，要求项目执行方在获悉项目中患者发生不良事件后的规定时间内填写个例报告表向公司药物警戒部报告。同时还制定定期核对和（或）质量检查机制，确保项目中所获悉的不良事件都准确识别并及时报告至公司药物警戒部
	研究者发起的研究	对于使用公司产品进行的研究者发起的研究，公司对研究者进行培训，根据研究设计和法规要求，在方案或安全性数据交换协议中明确公司产品报告的类型和时限，研究者将个例安全性报告填写相应的报告表报告公司药物警戒部
	监管反馈报告	通过"药品上市许可持有人药品不良反应直接报告系统"收到的有关反馈案例
境外安全性信息	境外安全性信息（自发报告和研究/项目、文献）	通过集团总部获取境外疑似药品不良反应信息

4.2.5 信息化工具或系统

4.2.5.1 实施指导

《规范》第二十九至第三十一条规定持有人应当配备满足药物警戒活动所需的设备与资源。在使用信息化系统开展药物警戒活动时，要明确信息化系统的设计、安装、配置、验证、测试、培训、使用、维护等的管理要求；明确信息化系统的安全管理要求，根据不同的级别选取控制手段。

建议持有人在主文件中概述已采用的信息化工具或系统及适用的药物警戒活动。并描述各信息化工具或系统的功能、运行和维护责任、验证状态、变更控制、备份和灾难恢复、安全管理的相关流程和要求。参考欧盟相关要求，如果持有人在数据存储和分析中使用纸质载体，建议在主文件中描述针对纸质载体的数据管理制度，该机制应能充分确保数据的完整性和可访问性，尤其要说明使用纸质载体时可以有效处理药品不良反应相关信息。

4.2.5.2 要点和实例解析

信息化工具或系统的组织构建，可能存在多种情况，如：多见于国际化医药集团公司的全球统一管理并维护的药物警戒信息技术解决方案或委托第三方提供等。建议描述药物警戒团队可访问的用于开展药物警戒活动的信息化工具或系统。例如，使用 Argus、ArisG 系统等作为个例安全性报告的收集处理工具。使用 Veeva Vault 等作为药物警戒主文件的存档工具等。此处可根据公司的实际情况进行填写。建议仅展示用于药物警戒的计算机化工具系统。如果既往的信息化工具或系统至今仍被用于维护历史药物警戒数据，也应加以说明。

以甲公司为例说明，该公司为某国际医药集团公司的中国公司，其主文件对全球药物警戒计算机化系统中可供中国公司使用的信息化工具和系统进行描述并明确了任务职责（表 4-7）。

表 4-7 甲公司可访问的全球药物警戒计算机化系统

计算机系统	访问权限 （可读、编辑、管理员）	任务描述
药物警戒数据库	编辑	登记、数据录入、监管提交和随访行动的管理
定期安全性报告网页	编辑	定期安全性报告规划、下载，并记录提交和跟踪
信号检测跟踪工具	编辑	跟踪本地安全信号监测报告
Veeva Vault	编辑	保存，审批药物警戒主文件

4.2.6 管理制度和操作规程

4.2.6.1 实施指导

《规范》第一百条至一百零三条规定持有人应当制定完善的药物警戒制度和规程文件。制度和规程文件应当按照文件管理操作规程进行管理并记录，内容应清晰准确并进行定期审查，确保现行文件持续合规、适宜、有效。

持有人在主文件中依据药物警戒活动实施流程简要描述流程内容、制度和 SOP。建议充分考虑制度和规程文件的全面性，并至少覆盖以下药物警戒活动：①疑似药品不良反应信息的收集、评价、处置、提交。描述已建立的境内外不同途径来源信息的记录、传递、核实、随访、调查等过程；对监管部门反馈的数据信息的下载和处置过程；对疑似药品不良反应严重性、预期性、关联性评价的过程；向国家药品不良反应监测系统提交个例药品不良反应报告的过程。②信号检测与评价。描述信号检测的方法、频率，信号判定的原则和标准。③风险评估与管理。描述风险评估的过程和方法，根据风险评估结果采取适宜的风险控制措施或其他药物警戒措施的过程和依据。④药物警戒文件。持有人描述定期安全性更新报告（periodic safety update report，PSUR）或定期获益–风险评估报告（periodic benefit–risk evaluation report，PBRER）、药物警戒计划等药物警戒文件的撰写、审核、提交的过程。⑤上市后安全性研究。持有人对上市后安全性研究的方案起草和审核、组织开展、监测评估过程进行描述。⑥风险沟通。持有人描述内部沟通、与药品监督管理部门和药品不良反应监测机构沟通、向医务人员或患者等公众传递药品安全性信息传递药品风险的过程、采取的沟通方式和渠道。

药物警戒活动流程描述注明对应制度或规程文件的名称、编号、版本号，提供制度和规程文件列表，列表内容由制度或规程文件的名称、编号、版本号等组成。参考欧盟对主文件的相关要求，当以上药物警戒活动流程中涉及其他部门或职能衔接时应同时予以描述，这些部门和职能包括但不限于：药品安全委员会的作用和职责、药物警戒负责人的作用和职责、数据交换和管理、文档记录和管理、质量控制和内审、培训。

4.2.6.2 要点和实例解析

药物警戒相关管理制度和操作流程是公司开展药物警戒工作的具体指导和操作流程指南，此处应对公司开展的所有药物警戒工作实施流程的要点和制度进行简述。一般包括：个例安全性报告的收集、评估、随访和报告，药品安全性文献检索，PSUR/PBRER 的管理，信号检测和管理，药物警戒计划，上市后安全性研究等。药物警戒工作流程可在附录中以列表形式体现。因各持有人组织规模和系统差别较大，所以药物警戒管理制度和操作流程也可能有很大差别，在此处需根据持有人的实际情况进行描述。

现仅以甲公司药物警戒主文件中药品安全性文献检索管理流程为例，介绍如何将药物警戒活动流程及相关质量文件在主文件中进行描述。对于药品安全性文献检索，建议简要描述文献检索流程的管理，筛选候选期刊列表、文献检索周期以及服务供应商的职责等内容。由于甲公司为跨国集团公司的中国公司，因此对于集团公司，还应说明不同角色的职责分工。甲公司主文件的药品安全性文献检索管理流程描述如下。

中国药物警戒部门负责检索所有在中国获批产品在本地期刊上发表的相关文献，另外委托集团总部检索中国获批产品在全球期刊上发表的相关文献。

"SOP-XXXX 已注册产品文献中的安全性信息处理"规定了中国检索和审阅本地文献检索结果的流程，以确认个例安全性报告和产品安全性信息，并将结果纳入持续的安全性评价过程中，如信号检测和风险管理、产品警报管理和安全性报告等。文献检索的频率为每周一次，使用的中文文献数据库包括万方数据知识服务平台和中国知网，以及英文文献数据库 Embase 和 Medline。

自 XXXX 年 X 月 X 日，文献检索工作外包给 XXXX 有限公司。详情请参考附录 H。

［在此处可参引相关 SOP（列出质量文件名称和编号）］

4.2.7 药物警戒体系运行情况

4.2.7.1 实施指导

《药物警戒质量管理规范》第四章、第五章、第六章对持有人开展药品上市后监测与个例药品不良反应报告提交、药品安全风险识别与评估、药品安全风险控制进行了规定并提出了相应的合规性要求。

结合以上章节规定并参考欧盟对主文件的要求，建议持有人在主文件该部分描述评估药物警戒体系运行情况的性能指标、监测指标完成情况的方法和频率、指标实际测算结果。并至少包含：①个例药品不良反应报告的收集和提交。持有人应描述疑似药品不良反应信息来源中已建立的境内外不同信息来源途径的实际运行情况、

15 天报告和 30 天报告的提交及时性。应提供数据或图表作为报告及时性持续合规的证据。②定期安全性更新报告。持有人应描述定期安全性更新报告数据覆盖期的完整连续性，描述按照规定的频率和时限要求完成提交的情况。提供定期安全性更新报告清单作为以上描述内容的证据。③描述用于监测递交文档质量的指标和方法，持有人应结合法律法规中对个例不良反应报告、PSUR/PBRER 等的格式和内容要求确定质量考察指标。监管机构反馈的递交文档质量信息应同时进行描述。④描述药物警戒计划及实施情况。

4.2.7.2 要点和实例解析

建议在此部分通过对合规指标的描述来反映本地药物警戒系统的运维情况。以甲公司为例说明，该公司为某跨国集团公司的中国公司，其药物警戒主文件中通过以下方面描述主要的合规指标。

A. 个例安全性报告：本地药物警戒部门使用监测系统监控个例加速报告的合规性。药物警戒部门负责人或指定的药物警戒团队中合规人员是与全球药物警戒质量合规团队的联络人，负责监控向监管机构报告个例安全性报告的合规绩效，如 15 天报告和 30 天报告的提交及时性。如果没有达到预期指标，对其原因及采取的纠正措施进行描述。例如，说明延迟报告发生在哪一环节，如由于信息的接收的延误和（或）数据录入评估的延误（包括第三方委托业务中的个例安全性报告评价的延误）等。此外，描述从药监机构收到有关个例安全性报告质量（严重问题）的反馈。此处详细说明数据监测的时间段、相应的监测方法及工具（如果有对应的 SOP，可以直接参考相应 SOP）、预期的性能指标、实际完成的情况（数据）、对未达到预期的说明等。

B. 定期安全性更新报告（PSUR）/ 定期获益 - 风险评估报告（PBRER）：描述向监管部门报告定期安全性报告的及时性，例如：PSUR 应在数据锁定点后 60 天内递交，PBRER 则根据不同注册产品类型和报告周期分别在 70 天和或 90 天内递交。此外，描述从药监部门收到有关 PSUR 报告质量（严重问题）的反馈。定期安全性更新报告的总体规划表和 PSUR 递交跟踪表是建立和评估内部和外部 PSUR 合规性数据的参考文件。此处详细说明数据监测的时间段、相应的监测方法及工具（如果有对应的 SOP，可以直接参考相应 SOP）、预期的性能指标、实际完成的情况（数据）、对未达到预期的说明等。

C. 药物警戒计划及其实施情况：描述药物警戒计划的实施情况，比如在监测时间段内是否有额外药物警戒活动或风险最小化措施。如果有，可说明具体实施情况，比如实施计划的制定（包括完成时限、批准情况），和公司内外部相关部门沟通的及时性（沟通方式、时限），计划完成的及时性（预计完成时间和实际完成时间）。

4.2.8 药物警戒活动委托

4.2.8.1 实施指导

《药物警戒质量管理规范》第十五条至第十八条规定持有人根据工作需要委托开展药物警戒相关工作，需考察、遴选具备相应条件和能力的受托方，双方应签订委托协议。持有人作为药物警戒的责任主体，应定期对受托方进行审计，确保药物警戒活动持续符合要求。

持有人如存在药物警戒关键活动委托情况，建议在主文件中描述委托药物警戒活动内容、委托时限、委托双方职责、对受托方开展定期审计及受托方针对审计中发现的问题采取的纠正和预防措施，集团内委托也建议在主文件中简要说明。附录提供委托公司、协议或其他书面证明材料列表。

4.2.8.2 要点和实例解析

在实际工作中，部分企业存在部分药物警戒工作集团内委托或委托给第三方机构的情况。在撰写此部分内容时可考虑简要说明哪些工作是集团内委托，及哪些业务是第三方委托管理，以明确职责划分。说明方式可采用列表或委托文件呈现，列举说明相关药物警戒活动和任务的职责划分（表 4-8）。

表 4-8　主要药物警戒活动和任务总结

任务和（或）活动	子任务和（或）活动	负责单位（集团内委托和第三方委托）		
		本单位（本地）	集团内委托	第三方委托
个例安全性报告管理	境内自发个例安全性报告管理（收集、录入、评估）	x	x	
	境内征集个例安全性报告的管理（收集、录入、评估）			
	本地文献案例管理			
	自发性个例安全性报告的加速报告			
	临床试验个例安全性报告的快速报告			
定期安全性更新报告的管理	PSUR 或 PBRER 的规划			
	撰写 PBRER			
	提交和跟踪 PSUR、PBRER			

任务和 （或）活动	子任务和（或）活动	负责单位 （集团内委托和第三方委托）		
		本单位 （本地）	集团内 委托	第三方 委托
信号和风险 管理活动	安全监测活动和信号管理			
	产品安全警报管理			
	风险管理计划准备			
	实施和跟踪风险管理计划，包括额外的风险最小化措施			
患者教育项目、市场调研和数字化项目的管理	合同审核与批准			
	药物警戒服务提供商培训认证			
	质量检查流程			
	核对过程			
	数据输入			
标签／说明书活动	标签／说明书更新和维护			
其他药物警戒相关文件的审查	研究相关文件的安全性章节审核（例如研究方案、临床研究报告、研究大纲）			
	审查和批准宣传材料和计划、媒体安全信息（例如，公司网站）			
	对监管部门安全问询的回答			
计算机系统的维护	本地药物警戒计算机系统（如适用）			
质量体系管理	药物警戒质量文件的准备			
	合规监控			
	审计活动			
	药物警戒检查			
	公司员工的药物警戒培训			
	对非公司员工（例如，CRO、服务提供商、业务合作伙伴）的药物警戒培训			
第三方业务合同管理	通过安全性数据交换协议或药物警戒协议管理与业务合作伙伴的合同			
	管理与药物警戒服务提供商的合同			

在对每组任务和活动进行更详细的描述之前，在"本单位"和（或）"集团内委托"和（或）"第三方委托"列中酌情添加"X"，填入上表。根据业务组织模式调整此表的内容，并确保活动列表与药物警戒主文件的相应详细章节相匹配。如果一项

或多项活动不相关，则填入"不适用"。

在附件部分应添加参与履行药物警戒义务的其他人或组织的合同清单。但因各 MAH 组织对此管理要求不同，因此需注意可能存在以下情况：①商业业务（分销商、许可伙伴、共同销售等）合作合同涉及的安全性数据交换协议（safety data exchange agreement，SDEA）或药物警戒协议（pharmacovigilance agreement，PVA）列表；②已签约进行药物警戒活动的服务提供商列表。

4.2.9 质量管理

4.2.9.1 实施指导

《药物警戒质量管理规范》第六条至第十四条规定持有人应制定药物警戒质量目标，建立质量保证系统，将组织机构设置、人员资源配备、管理制度和操作规程制定、疑似药品不良反应信息的收集报告处置、风险信号的识别评估控制、药物警戒相关文件和记录管理等关键活动纳入质量保证系统中，并在药物警戒关键活动过程中制定质量控制指标。第二十七条至二十八条要求持有人对参与药物警戒活动的人员应依岗按需定制药物警戒培训计划，开展培训并评估培训效果。

依据以上要求并参考《欧盟药物警戒质量管理规范》，建议持有人在主文件中描述对药物警戒体系及其活动的质量管理要求及质量保证系统运行情况，考虑包含但不限于以下内容：①概述药物警戒质量目标及用以支持并监测目标完成的体系情况，这包括质量体系文件、质量管理流程、质量控制和改进等。②描述适用于药物警戒体系主文件及其他药物警戒体系和质量管理体系配套文件的管理流程，这包括但不限于文件的起草、修订、审核、更新等。③描述药物警戒活动记录与数据管理的流程。④培训计划。概述培训计划制定的依据以及制定、审核、执行、效果评估等培训计划管理流程和要求。提供培训计划列表，该列表包含培训时间、地点、形式、内容、参加人员、执行情况等。已开展的培训建议说明培训效果的评估方法及结果。⑤概述评估药物警戒体系的内部审核制度，这包括但不限于审核方案的制定和实施，审核结果的报告，纠正和预防措施的制定、跟踪和评估。提供已完成和计划开展的内部审核列表，列表内容应至少包含内部审核日期、审核内容、审核结果。如在中国相关的内部审核中发现严重问题，应在主文件中对该问题的发现日期、简要情况、纠正和预防措施、预计解决日期进行描述。应随附已完成和计划开展的内部审核列表，列表应至少包括有主要和严重缺陷项的内审。

4.2.9.2 要点和实例解析

持有人需根据监管要求、公司要求和标准建立药物警戒质量管理体系。可考虑从药物警戒活动的流程质量文件的管理、培训、质量控制指标、药物警戒内部审计和检查、记录管理和数据保留等方面开展描述。对于部分质量控制指标在主文件前面章节已具体描述的，建议可考虑参考前面章节的内容，不必作重复描述。

A. 药物警戒部门质量文件管理：药物警戒质量文件是根据企业质量文件制定的。如果公司有质量文件管理数据库，此处描述如何在公司数据库等系统中管理质量文件。在此处可索引附录中列出药物警戒相关质量文件列表。此列表包括适用于药物警戒活动的流程和政策。

B. 药物警戒的培训：人员的资质和培训需要符合公司和国家相关的法律法规要求，根据岗位要求与人员能力制定药物警戒培训计划。各持有人组织规模和系统差别较大，培训体系也可能存在很大差别，在此处需根据持有人实际培训现状进行描述。以下案例从两方面对药物警戒培训加以描述。

药物警戒人员培训：药物警戒部门负责维护药物警戒培训课程矩阵，包括中国和国际药物警戒法规和准则、药物警戒相关质量文件，以及药物警戒数据库的培训等。公司通过统一流程和药物警戒管理培训资料库来确保员工维护电子个人文件存档，有助于证明药物警戒员工履行工作职责的资格。概述培训计划制定的依据以及制定、审核、执行、效果评估等培训计划管理流程和要求；对年度计划的完成情况进行跟踪；非药物警戒人员培训。

药物警戒部门员工对非药物警戒员工进行药物警戒培训，包括内部员工（如医学信息沟通团队、医学事务部门、质量部门等），以确保及时识别和报告任何药物警戒数据。例如，所有新员工在入职培训中都接受药物警戒培训、年度药物警戒意识培训等。对于某些部门（如医学事务部门、质量部门等），在必要时提供根据工作角色量身定制药物警戒培训以满足特定需求，确保及时识别和报告任何药物警戒数据。

C. 通过合规性指标监督药物警戒系统，可主要参见主文件药物警戒体系运行情况。

D. 药物警戒内部审核和检查活动的支持，包括：①内部审核：可详述审核的部门组织和责任，审核计划的制定，以及药物警戒审核的跟进和严重、主要缺陷的记录。②药物警戒检查：可描述药物警戒检查的准备和管理中各相关方的角色和职责。当收到药物警戒检查通知时，应对检查的负责人将审核责任分配，以明确药物警戒检查中公司内部各相关方的具体角色和责任。在药物警戒检查结束后，监控纠正和预防措施（corrective action and preventive action，CAPA）的状态。

E. 药物警戒系统的偏差管理：可描述对药物警戒活动实施的质量监督 / 质量控制情况，并描述偏差和 CAPA 的管理。

F. 记录和数据管理：提供文件记录保留政策、纸质文档与电子档案管理、使用的工具和系统（例如电子存储库）的详细信息。如果使用外部服务商提供药物警戒文档的存储服务，在此处需描述药物警戒文档储存服务提供商（如适用）及活动列表。

所有药物警戒文件和源文件均按照有效的记录管理质量文件（包括存档）进行储存。做到记录和数据真实、准确、完整、药物警戒活动可追溯。外部存储的药物警戒文件应保证可以在 24 小时内或下一个工作日内应要求及时提供。确保每年进行测试并记录，并在服务商清单中进行描述。

G. 数据隐私：药物警戒部遵循数据保护监管义务，并确保文档管理过程中遵循有关法律法规保护报告人和患者的个人身份信息和隐私。如果适用，请描述当地政策并参引相关 SOP（列出质量文件名称和编号）。

4.2.10 附录

4.2.10.1 实施指导

持有人应参考《药物警戒体系主文件撰写指南》中对附录的相关要求提供材料。建议附录材料以证明主文件各章节内容真实性及合规性为目的，或者当主文件正文内容较多时作为正文内容材料的延伸说明和补充。

4.2.10.2 要点和实例解析

以下以甲公司主文件附录文件及管理说明主文件附录文档的构成模板，该公司为某跨国集团公司的中国公司，主文件附录文档基本按照《药物警戒体系主文件撰写指南》的要求和顺序组织和提供，并按照集团和自身实际添加了相应附录文件。

A. 中国注册上市产品概述：包含所有中国注册产品的列表（表 4-9）。每季度更新一次，或当 PV 检查或内部 PV 审计需要时更新。

表 4-9　公司注册产品概况，包括上市状态

注册批准日期	上市许可持有人	商品名	注册分类	药品通用名称	剂量剂型	注册国家 / 地区	上市状态	注册状态	注册编号	撤回原因	有效成分名称

B. 药品安全委员会组成人员列表（表 4-10）。

表 4-10 药品安全委员会组成人员列表

姓名	所属组织/部门	职务	委员会角色 （主席、秘书/协调员、常规成员、临时成员）

C. 药物警戒负责人的相关信息

- 简历：所有简历信息应是最新的，注明日期并上传到公司系统。出于隐私保护的原因，个人简历储存在公司系统并由其个人维护。当药监部门检查，公司审计需提供此部分信息时，可从该系统下载并提供。在主文件"药物警戒联系信息"中列出的药物警戒负责人，部门负责人的最新、已签名并注明日期的简历均可在公司系统中找到。

- 职位描述：所有职位描述应是最新的，注明日期并上传到公司系统。职位描述可储存在公司系统并由其个人维护。当药监部门检查，公司审计需提供此部分信息时，可以从该系统下载并提供。在主文件"药物警戒详细联系信息"中列出的药物警戒负责人，部门负责人的最新、已签名并注明日期的职位描述可在公司系统中找到。

  药物警戒负责人在药品不良反应监测系统中的信息登记记录可从国家药品不良反应监测系统网站进行截图。

D. 药物警戒部门组织架构和专职人员信息

- 药物警戒部门的组织构架图，包括职位如图 4-2 所示。如适用，确保显示药物警戒负责人、药物警戒部门负责人和欧盟药物警戒负责人（EU qualified person responsible for pharmacovigilanc，EU-QPPV）之间的联系。建议在组织架构图中仅显示主要人员的名字，包括药物警戒部门负责人或备选人员、药物警戒负责人及备选人员的姓名。体现所有职位的人数（正式员工人数和第三方员工人数）。体现与其他部门（即质量部、药政事务部、医学事务部等）的工作联系。

- 药物警戒专职人员列表如表 4-11 所示。药品警戒专职人员职位描述、简历和培训情况储存于公司系统并由其个人维护。当药监部门检查，公司审计需提供此部分信息时，可以从该系统下载并提供。

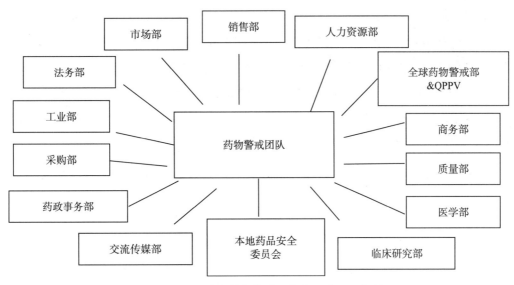

图 4-2 公司内部药物警戒工作主要联系示意图

表 4-11 药品警戒专职人员列表

姓名	职务	专业背景	备注

E. 正在开展的上市后安全性研究或其他数据收集项目列表。公司申办研究或其他数据收集项目，包含过去 2 年内进行的或已完成的研究（表 4-12）、患者项目或市场调研任务（表 4-13）。

表 4-12 开展的上市后获批药品临床研究列表

产品通用名称	研究代码	研究标题/名称	干预性/非干预性研究	批件要求的研究（是/否）	申办者	正在进行/已完成（过去 2 年内最后一位患者的一次访视）

表 4-13 开展的上市后获批药品其他有组织数据收集项目列表

项目类型	国家/地区	受托方名称	产品通用名称	委托活动描述（项目名称）
患者项目				
市场调研项目				

F. 药物警戒质量文件列表：附录 F 包括药物警戒质量文件列表（表 4-14 至表 4-16），即标准操作流程、工作说明和支持性文件，其中描述了如何管理药物警戒部门和其他相关部门的药物警戒活动。可按需通过药物警戒活动流程和图表，详细说明个例安全性报告、不良事件相关的产品技术投诉、随访信息管理、准备和（或）递交定期安全性报告、信号检测、风险管理计划的管理流程。如果流程发生变化，应至少每年与 PSMF 主体内容同步更新。

表 4-14　药物警戒部门活动的质量文件列表（上次更新日期：年 / 月 / 日）

参考编号	版本	标题	生效日期

表 4-15　在主文件中描述但未包含在质量文件中的药物警戒活动列表（最后更新日期：年 / 月 / 日）

PSMF 部分	流程描述	PSMF 生效日期

表 4-16　跨部门药物警戒活动质量文件列表（上次更新日期：年 / 月 / 日）

部门	参考编号	版本	标题	生效日期

G. 药物警戒体系运行指标：附录 G 包括与 PV 体系运行相关的合规性能指标，包括个例安全性报告（表 4-17、表 4-18）、注册产品的定期安全性更新报告提交（表 4-19）、注册产品说明书安全性变更（表 4-20）、上市后风险管理计划 / 药物警戒计划列表（表 4-21）、有额外风险最小化措施的产品（表 4-22）。本附录可根据要求进行调整，或在准备 PV 检查或 PV 内部审计时进行更新。

表 4-17　从［开始日期］到［结束日期］处理的个例安全性报告数量及合规数据

月份	个例安全性报告数量 （包含初始报告和随访）	按时报告率 %

注：报告数量应包括上市后研究病例。

表 4-18 从［开始日期］到［结束日期］提交给［监管机构名称］的本地和境外个例安全性报告 15/30 天的合规数据

年份	月份	报告总数	按时报告总数	按时报告率 %

表 4-19 从［开始日期］到［结束日期］向［机构名称］提交的注册产品定期安全性报告的数量

国家 / 地区	产品通用名称	报告类型（例如 PBRER）	数据锁定点	提交监管机构的截止日期	报告提交日期

注：如果不适用，请注明"指定时间段内未提交报告"。

表 4-20 从［开始日期］到［截止日期］向［机构名称］提交或等待提交的产品说明书安全性变更数量

产品通用名称	商标名	提交日期	提交状态	变更内容简述
			已提交	
			待提交	

表 4-21 甲公司风险管理计划 / 药物警戒计划文件列表

产品通用名	商标名	产品状态	额外风险最小化措施（Y/N）	文档类型	初始或更新	版本编号	状态（HA 批准）

注：本地风险管理计划 / 药物警戒计划需每季度更新一次列表；如不适用请说明"无风险管理计划 / 药物警戒计划"。

表 4-22 有额外风险最小化措施的产品列表

产品通用名称	额外风险最小化措施的信息

注：本节应与附件 A 中的公司产品概况描述表保持一致。如果产品已注册但未上市，则额外风险最小化措施不适用，并在第二列中添加注释。

H. 履行药物警戒业务的服务提供商列表：该附录为所有签约进行药物警戒活动

的受托方和可能接触相关数据（即其他部门持有的合同）的其他活动的受托方的名单（表 4–23）。参与患者项目和市场调研项目的服务受托方名单请参见附录 E。如果没有患者项目和市场调研项目服务提供商，请注明："没有正在进行的项目"。

公司还涉及在药物警戒主文件提供履行药物警戒业务的商业合作伙伴合同列表，即与业务合作伙伴的所有安全性数据交换协议、药物警戒协议、药物警戒相关条款列表（表 4–24）。

表 4–23 药物警戒活动受托方列表（药物警戒部门持有的合同）

国家 / 地区	产品通用名称	受托方名称	委托活动的性质	委托活动简要描述	协议期限

表 4–24 商业合作伙伴合同列表

国家 / 地区	产品通用名称	合作双方名称	合同性质	协议期限

I. 已完成和计划开展的培训列表：可以分别列出针对 PV 和非 PV 员工的培训计划列表（表 4–25）。

表 4–25 XX 年员工培训计划

序号	课程	计划培训时间	培训形式	目标参加培训的人员或岗位	培训评估方法	评估结果
1						
2						

J. 进行和完成的内部审计列表：内部审计列表记录审计中发现的严重和（或）主要缺陷项（表 4–26）。如果需要，建议联系质量负责人提供审计摘要。

表 4–26 近 X 年药物警戒内部审计列表

序号	审计内容	开展时间	审计结果	接收审计人员或部门	负责审计人员或部门	CAPA 落实情况（完成或进行中）
1						
2						

K. 文档和记录控制日志：描述了本文件的历史，概述相应版本所做的更新的和批准日期，仅记录 PSMF 报告正文的更改，单独模块或附录变更建议各持有人视情

况依照文件管理操作规程进行记录（表 4-27）。年度审核时，PSMF 报告正文发生变化时，或出于监管目的、药物警戒检查、内部审计需要进行汇编时，更新本附录。

表 4-27　主文件日志

版本	生效日期	更新章节	变更描述

（王　轶　周凌芸）

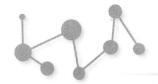

5 质量管理

5.1 概念和定义

5.1.1 体系

体系[34]是指相互关联或相互作用的一组要素。

5.1.2 管理体系

管理体系是指组织建立方针和目标，以及实现这些目标的过程的相互关联或相互作用的一组要素。一个管理体系可以针对单一领域或几个领域。管理体系要素确定了组织的结构、岗位和职责、策划、运行、方针、惯例、规则、理念、目标以及实现这些目标的过程。管理体系的范围可能包括整个组织，组织中可被明确识别的职能或可被明确识别的部门，以及跨组织的单一职能或多个职能。

5.1.3 质量

一个关注质量的组织倡导一种通过满足顾客和其他有关相关方的需求和期望来实现其价值的文化，这种文化将反映在其行为、态度、活动和过程中。组织的产品和服务质量取决于满足顾客的能力以及对有关相关方预期或非预期的影响。产品和服务的质量不仅包括其预期的功能和性能，而且还涉及顾客对其价值和利益的感知[34]。

欧盟 GVP[35] 提供了有关药物警戒系统的结构和流程的指南，药物警戒系统的质量可以定义为该体系的所有特性，这些特性是指药物警戒体系按照预估的可能性，产出与药物警戒目标相关的结果。一般说来，质量是一种事物程度，是可以测量的。要测量是否达到了要求的质量等级，则必须预先定义质量要求。质量要求是指一个体系中有可能产出期望的结果或达到质量目标的特征。

5.1.4 质量管理

质量管理是关于质量的管理[34]，是一种指导和控制组织的相互协调的活动，其对象是与质量相关的活动，不限于实体产品的质量。与质量有关的活动包括建立质量方针和质量目标、质量策划、质量控制、质量保证和质量改进。全面质量管理是一种质量管理形式，特点是全员参与。质量策划、质量控制、质量保证和质量改进是质量管理实际工作中非常重要的部分。质量策划致力于设定质量目标，并规定必要的工作流程和相关资源，以实现其质量目标；质量控制致力于达到质量要求；质量保证致力于为达到质量目标的要求提供信任和过程保证；质量改进致力于提高质量管理的有效性和效率。

也就是说，质量管理包括策划建立质量方针、质量目标和实现方针、目标的过程及其所需要的资源；实施过程和达到要求并提供信任；不断改进以提高组织质量管理体系的有效性和效率，这才是完整的质量管理。在全员参与时，便形成全面质量管理。

5.1.5 质量管理体系

质量管理体系包括组织识别其目标以及为获得预期的结果，确定其过程和所需资源的活动。质量管理体系管理相互作用的过程和所需的资源，以向有关相关方提供价值并实现结果，能够使最高管理者通过考虑其决策的长期和短期影响而优化资源的利用。质量管理体系给出了在提供产品和服务方面，针对预期和非预期的结果确定所采取措施的方法。

质量管理体系是管理体系中关于质量的部分。体系、管理体系和质量管理体系构成了三个层次上的属种关系（图5-1）。管理体系可按照管理的对象不同分为不同的管理体系。质量管理体系把质量的技术、管理、人员和资源等因素都综合在一起，为达到质量目标而相互配合、相互促进、协调运转。

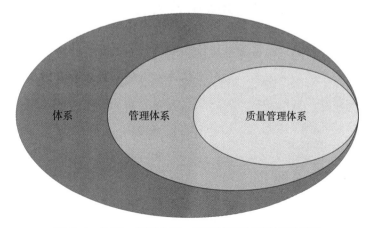

图5-1 体系、管理体系、质量管理体系相互管理图

5.1.6 药物警戒体系

一般来说，药物警戒体系是一个组织用来完成和履行与药物警戒有关的法定任务和职责的系统，该系统的目的是监测已获得上市许可批准的药品的安全性，发现这些药品的风险获益平衡的任何变化[34]。

药物警戒体系应有自己的结构、流程、目标和结果[35]，需要有药物警戒的质量管理体系以支持各项药物警戒活动的执行与改进。

药物警戒质量管理体系是药物警戒体系的重要组成部分，并有其自己的结构和流程。药物警戒质量管理体系应当涵盖药物警戒体系的组织机构、人员、职责、程序 / 流程和设施设备等所需资源，并且应当包括适当的资源管理、合规管理和数据管理。

5.2 药物警戒体系搭建和运行

第三条　持有人和申办者应当建立药物警戒体系，通过体系的有效运行和维护，监测、识别、评估和控制药品不良反应及其他与用药有关的有害反应。

第六条　药物警戒体系包括与药物警戒活动相关的机构、人员、制度、资源等要素，并应与持有人的类型、规模、持有品种的数量及安全性特征等相适应。

第八条　持有人应当以防控风险为目的，将药物警戒的关键活动纳入质量保证系统中，重点考虑以下内容：

（一）设置合理的组织机构；

（二）配备满足药物警戒活动所需的人员、设备和资源；

（三）制定符合法律法规要求的管理制度；

（四）制定全面、清晰、可操作的操作规程；

（五）建立有效、畅通的疑似药品不良反应信息收集途径；

（六）开展符合法律法规要求的报告与处置活动；

（七）开展有效的风险信号识别和评估活动；

（八）对已识别的风险采取有效的控制措施；

（九）确保药物警戒相关文件和记录可获取、可查阅、可追溯。

5.2.1 背景介绍

多个省份[36-39]对辖区内不同类型药品持有人药物警戒体系情况进行了调研，调研结果较为一致。

2018 年 8 月，江苏省药品不良反应监测中心对辖区内 108 家企业进行了问卷调研[38]，企业类型覆盖外资、合资、大中型企业、小型企业等不同类型，并纳入具有创新药及高风险品种较多的企业，问卷涉及药物警戒体系情况、药品安全性监测情况、药品风险管理情况 3 个方面。调研结果显示，在 108 家企业中，多数企业基本具备了组织机构、人员及培训、制度及程序、数据处理方式、质量管理等体系构成要素。然而，相较于药物警戒体系的静态搭建，其有效性和适用性更为关键。①企业药物警戒体系仍存在要求不细化、可操作性不强、执行效果欠佳等问题。如组织机构方面，专门机构缺乏独立性，可能影响其在药物警戒工作中发挥主导作用；较多企业反映药物警戒相关部门职责划分不清晰、部门间沟通协作机制不完善，令多部门间合作效果降低。如人员及培训方面，近 70% 企业的药物警戒负责人为兼职，兼职负责人的能力与精力能否满足工作要求有待商榷；人员培训的内容及形式单一，培训力度不足，培训覆盖面较窄。如药物警戒文件方面，文件可操作性与针对性薄弱、文件更新不及时等问题较为突出。如质量管理方面，已建立内审制度的企业中近半数在近 1 年内未开展过内审，且内审有效性无法获知；除内审外，大多数企业在常规工作中缺乏质量管理意识，体系运行及活动开展缺乏有效的过程质控。②对于不同规模、不同品种、不同发展模式的企业，其适用的药物警戒体系不尽相同：如专职人员配备，近 75% 的企业仅配备 1~2 名专职人员，人员数量与工作量、工作目标是否匹配需要企业自行衡量。如计算机系统，不同企业应根据其所需建立不同的计算机系统，若企业规模小、品种单一且安全风险较低，在不具备使用计算机系统必要性的情况下也可采取其他经验证的方式进行相关数据的处理。

被调查企业已全部建立针对药品个例报告的收集途径和定期安全性更新报告相关制度，但在监测的覆盖面、有效性、创新性上均有欠缺。大部分企业药品个例报告收集渠道较为单一，通过上市后研究、网络或媒体、市场推广项目等收集比例较低，一定程度上制约了报告收集的广度与深度；企业自主上报数量偏低，40.74% 的企业在 2019 年为零报告，该结果直观地体现出企业收集能力的薄弱。此外，受企业投入、能力及缺乏技术指导等因素影响，企业主动监测（上市后研究）的意识与能力较弱。

在药品风险管理方面，仍体现出企业分析内容不够深入。企业普遍反映，在影响其开展风险管理相关活动的因素方面，"缺乏技术指导原则""缺乏人员、资金或经验""缺乏相关活动的能力""未发现安全风险"等为主要的共性因素，说明风险识别、分析、控制能力不足是制约相关工作进一步发展的关键原因。

基于相关法规要求以及药品上市许可持有人对产品全生命周期管理的需求，持有人所建立的药物警戒体系的内容应能包含所有需要的药物警戒活动。通过实施各项药物警戒活动，维持药品风险和获益的动态平衡，从而达到保障用药人群安全和维护公共健康的目的（图 5-2）。

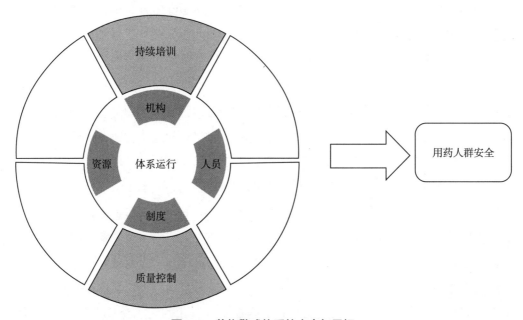

图 5-2　药物警戒体系的内容与目标

5.2.2 实施指导

企业要进行药物警戒体系的搭建，首先需要充分理解"体系""管理体系"和"质量管理体系"的概念与要求，从而按 GVP 中对于药物警戒质量管理的要求，再深入思考"什么是药物警戒质量管理体系，我的企业适合什么样的药物警戒质量管理体系"等问题。现在，很多药物警戒从业人员由于既往经验的原因，对质量管理工作接触较少或者没有接受过系统性的质量管理体系培训或指导，在进行公司药物警戒体系搭建时，往往会有一个误区，认为有了操作文件就完成了体系搭建，体系就是文件。这个理解是片面的，按照体系的定义，文件流程只是其中的一个元素。

本章节中总结部分典型企业在药物警戒体系搭建中的成功经验，为企业管理者或者药物警戒管理人员等在开展体系搭建工作时提供一个参考思路。

5.2.2.1 差距分析

企业药物警戒体系的搭建与其他质量管理体系（GMP、GCP 等）一样，在开展药物警戒体系建设之前，建议企业先成立药物警戒体系搭建专项工作小组或者指派专职人员，如有需要，专项人员建议先接受体系搭建相关的培训。专项小组 / 专职人员负责组织企业内与药物警戒活动相关的部门参与药物警戒体系差距分析工作，充分讨论与剖析企业药物警戒工作的现状与法规要求的差距，分析结论需要获得管理层支持。通过思考以下问题确定企业涉及的药物警戒范围：

A. 药物警戒活动的范围涵盖上市前、上市后？

B. 企业是否持有产品，所持有的产品有何特征 / 属性？如，企业持有疫苗产品，需考虑疫苗相关的法规中对药物警戒的要求；如，企业持有肿瘤药品种，需考虑药品监管部门在肿瘤药物相关的药物警戒要求。

C. 企业是否涉及境外注册 / 进出口？是否为进口产品境内代理人？

D. 企业属于单独的持有人，还是集团化企业，企业所规划的药物警戒体系是期望每个持有人单独运作、还是集团化管理或者其他情况？

E. 其他企业内部应关注的问题。

经过以上问题的思考，确定企业业务需求所涉及的药物警戒法规范围，包括但不限于中国、ICH、欧美日等药品监管部门的法规，以及各国法规中注册、临床、生产等各模块法规中关于药物警戒的要求。然后专职人员 / 专项小组需要将可能涉及的法规条款进行罗列并逐一评估，评估企业目前的工作现状是否可以满足法规的要求，识别与法规要求的差距；当出现不能满足法规要求的情形时，建议制定切实可行的整改措施。这个分析的过程则称之为"差距分析"。最后，汇总"差距分析"过程中所识别的所有差距情形，制定短期或长期的整改措施，落实整改人员和整改时间，报送管理层审批，争取获得领导的资源支持。需要注意的是，整改措施的类型多种多样，包括但不限于组织架构调整、人员招聘、制度 / 流程建立、办公设施配置、文化宣传等。

5.2.2.2 体系设计思路

基于前期的差距分析结果、公司业务需求及公司管理层沟通的结果，药物警戒体系搭建专项工作小组 / 专职人员进入药物警戒质量管理体系的框架设计阶段，按照策划、实施、检查、处置（plan / do / check / action，PDCA）的思路，药物警戒体系大致可以划分为 5 个阶段：定义、执行、监测、纠正和改进等过程，通过识别、理

解并管理药物警戒活动相互关联和相互作
用的过程所组成的体系，来实现设定的质
量方针和目标，帮助组织提高管理的有效
性和效率（图 5-3）。

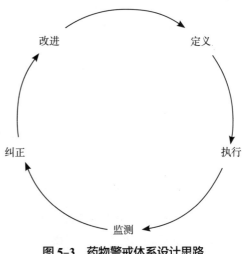

图 5-3　药物警戒体系设计思路

5.2.2.3 组织架构与人员的建立

药物警戒体系搭建首先要确定药物警
戒体系的组织架构，包括药品安全委员会
的设定、药物警戒部门的设定以及相关部
门，明确各部门 / 组织的职责。同时，企
业管理层任命药物警戒负责人和药物警戒
专职人员，由药物警戒团队带领其他相关部门开展药物警戒体系搭建的工作。药物
警戒组织架构与人员的要求见本书"2 机构人员与资源"。

对于单独的持有人来说，药物警戒体系组织架构的确定是比较容易实现的。对
于集团公司来说需要有更多的思考。集团公司可以选择搭建集团化的药物警戒体系，
实现资源共享与使用，也可以选择每个持有人独立运营的模式。从资源配置的角度
上考虑，集团化药物警戒体系具有非常明显的优势。对于一些集权程度较高的集团
公司，如每个持有人单独建立药物警戒体系，分别开展药物警戒工作，会造成人员、
资金与成本的重复投入。如果由集团整体部署与规划，统筹配置专业人员、文件体
系、药物警戒数据库、文献数据库以及医学词典等，建立集团化药物警戒体系，则
可以节省成本。另一方面，构建集团化的药物警戒体系，有利于促进药物警戒专业
水平的提升。

5.2.2.4 制度文件的建立

药物警戒制度文件的建立需要先进行层级划分，明确各类文件的层级，制定清
晰的文件清单及完善每份文件的内容。质量管理文件的层级通常为金字塔形的 4 层
级：第 1 层质量手册；第 2 层管理制度 / 质量标准文件；第 3 层操作规程文件；第 4
层表格 / 记录 / 模板（图 5-4）。需要注意的是，企业如果已有质量管理文件规定的层
级要求，药物警戒的质量管理文件层级可以按照企业已有的规范执行，企业也可以
有比质量手册更高层级的要求。

文件制定的规范要求见本书"3 文件、记录与数据管理"。

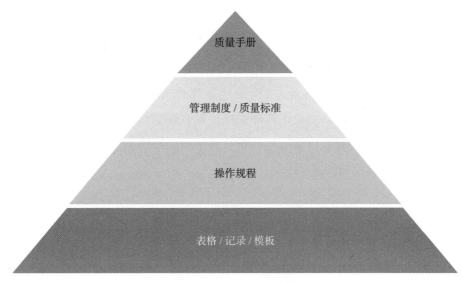

图 5-4 制度文件结构图

5.2.2.5 资源配置

药物警戒团队向管理层申请药物警戒活动所需配置的资源条件，包括不限于电脑、电话、传真、邮箱等办公资源，也包括文献数据库、医学术语集、药物警戒电子系统等专业资源。至少配置满足法规要求的 2 个中文数据库、2 个外文数据库，购买 MedDRA 术语集的使用权用于医学术语的编码。

需要注意的是，企业在配置相应的办公资源时，往往容易忽略对公司信息安全系统进行评估，忽视对安全性数据的保护。药物警戒的安全性数据属于公司的核心数据、核心机密，建议得到设置高级别的安全保障措施。

数据安全管理与保障详见本书"3 文件、记录与数据管理"。

5.2.2.6 人员培训

药物警戒相关制度文件建立完成后，需要对企业员工开展培训，确保人员已理解制度文件的要求，按照流程开展相关工作。人员培训要求见本书"2 机构人员与资源"。

5.2.2.7 质量控制

药物警戒体系运行过程中，按照制定的质量目标针对各项工作内容开展持续的质量控制，例如对某项关键性工作进行双人复核，对某个工作过程进行检查等，以确保药物警戒体系按照质量目标和规范流程运行。

5.2.3 要点分析

目前在我国境内，持有人主要以药品生产企业为主，大多数的持有人是具备多年 GMP 丰富经验的药品生产企业，如何在企业现有的质量体系上建立药物警戒体系是值得企业思考的问题。从企业的实际情况出发，建立与企业发展需求相适应、与法规要求相符合的药物警戒体系即可，通常大多数的做法是选择建立一套单独的药物警戒体系，更切合药物警戒实际工作的运行。

5.2.4 案例分析

某集团的药物警戒体系总览

甲集团公司整体管理和协调旗下的乙、丙两家子公司共同来开展临床试验阶段以及上市后的药物警戒工作，以便履行及满足法规要求（图 5-5）。乙、丙公司按照规定所应承担的药物警戒职责将通过委托协议（具体参见本书"6 药物警戒委托管理"）进行约定，集团内的组织架构与各部门的职责简介如下。

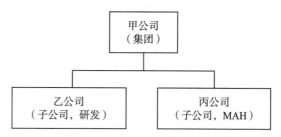

图 5-5　某公司药物警戒体系示意图

A. 甲公司：位于中国某省某市。

甲公司作为集团总部，设立药物警戒专门机构：药品安全委员会、药物警戒部，配备足够的药物警戒专职人员，建立健全的药物警戒制度，统一协调管理集团内及下属子公司的药物警戒相关工作。集团药物警戒部承担的药物警戒工作包括但不限于：

- 药物警戒数据库的管理；
- ADR/AE 的数据收集、录入和报告；
- 死亡/群体事件的调查和处置；
- 药品安全文献资料的检索和处理；
- PSURs、年度报告的准备、撰写和提交；
- 药品安全信号的检测、评估、处理、跟踪；
- 药品安全风险控制措施的制定和实施；
- 响应药品监管部门的安全相关查询；
- 法规事务；

- 药物警戒质量体系管理；
- 医学审核；
- 上市后研究；
- 公司人员药物警戒知识培训；
- 药物警戒相关的审计工作。

甲公司其他职能部门职责如下：

- 人事行政部负责药物警戒相关的人员培训组织与安排；
- 质量管理部负责药品安全事件中涉及产品质量问题的调查；
- 生产管理部参与药品安全事件中涉及产品质量问题的调查；
- 物流配送部负责药品安全事件中涉及产品发运问题的调查；
- 公共传讯部负责药品安全事件中涉及的对外沟通及政府关系处理；
- 法律部负责药品安全事件中涉及的法律纠纷。

B. 乙公司：位于中国某省某市。

乙公司是 A 集团下属的药品研发公司，作为临床试验申办者申报负责集团内的新产品研发、临床试验和负责产品注册 / 再注册的工作，临床试验期间的药物警戒工作主要委托甲公司开展，乙公司的相关部门职责如下：

- 研发部负责产品非临床阶段的相关研究工作，为上市后药物安全评价提供支持；
- 临床部负责药品临床试验的申报与项目管理，为上市后药物安全评价提供支持；
- 注册部负责产品注册上市申报 / 再注册等。

C. 丙公司：位于中国某省某市。

丙公司作为药品上市许可持有人，负责产品上市后相关工作。相关部门职责如下：

- 医学部负责医学咨询投诉电话的处理、医学评价工作；
- 商务部负责商务渠道维护、产品物流供应等相关工作；
- 销售部负责药品的安全信息收集工作；
- 行政部负责督促和管理销售部门的安全信息收集工作。

甲公司设立的药品安全委员会由甲、乙和丙三方的各职能部门负责人组成，是公司最高层药物警戒管理机构，评估产品持续风险获益，监测药物警戒活动的遵守情况，并对乙、丙公司涉及的重大安全性问题进行商讨、决策并采取措施。

甲公司设立专门的药物警戒部门，配备药物警戒负责人、药物警戒部门负责人、药物警戒专职人员和相关部门的参与人员来开展药物警戒活动。药物警戒负责人负责本公司的药物警戒系统的设立和维护，在实际工作中具有召集、报告、沟通、检查、监督、发布、判断、批准、审核等职责权限。

5.3 药物警戒质量管理

5.3.1 基本要求

质量管理体系的国际标准最早来源于 ISO 9000 质量管理体系，目前常用的标准是 ISO 9001 质量管理体系。旨在为组织提供一个强大的管理系统框架，帮助组织实现和改进运营效率，从而最终提供优质的产品/服务。

质量管理体系通常包含以下基本要素：

- 质量目标；
- 质量控制指标；
- 质量管理体系建立和运行；
- 质量管理评审；
- 持续改进；
- 记录、信息和数据管理。

质量管理体系是系统性地将质量管理的要求运用到实际工作中。《规范》提供了有关药物警戒系统的结构和流程的指南，药物警戒系统的质量可以定义为该系统的所有特性，这些特性是指系统按照预估的可能性产出与药物警戒目标相关的结果。一般说来，质量有好有差，可以度量。要度量是否达到要求的质量等级，则必须预先定义质量控制指标。质量控制指标指一个体系中有可能产出期望的结果或达到质量目标的特征。中国 GVP 提供了药物警戒系统的特定结构和流程所应达到的特定质量目标和质量要求。质量体系是药物警戒系统的组成部分，并有其自己的结构和流程。质量体系应当涵盖药物警戒系统的组织结构、责任、程序、流程和资源，并且应当包括适当的资源管理、合规管理和数据管理。

5.3.2 质量目标

第七条　持有人应当制定药物警戒质量目标，建立质量保证系统，对药物警戒体系及活动进行质量管理，不断提升药物警戒体系运行效能，确保药物警戒活动持续符合相关法律法规要求。

5.3.2.1 实施指导

2019 年修订的《药品管理法》第十二条规定，国家建立药物警戒制度，对药品不良反应及其他与用药有关的有害反应进行监测、识别、评估和控制。

《规范》第三条规定，持有人和申办者应当建立药物警戒体系，通过体系的有效运行和维护，监测、识别、评估和控制药品不良反应及其他与用药有关的有害反应。第四条规定，持有人和申办者应当基于药品安全性特征开展药物警戒活动，最大限度地降低药品安全风险，保护和促进公众健康。

基于相关法规和指导原则要求，企业建立药物警戒体系的总体质量目标建议包括：

- 遵守药品所上市国家和（或）地区有关药物警戒活动和职责的相关法律要求；
- 对于已获得上市许可的药品，预防在使用后出现的不良反应对用药人群的伤害，或因职业暴露产生的不良反应对被暴露者的伤害；
- 促进安全有效地使用药品，特别是通过向用药人群、专业医护人员和公众及时提供有关药品的安全性信息；
- 促进对用药人群及公众健康的保护。

为了实现在药物警戒体系的总体质量目标，在设计所有的结构和流程，以及完成和履行所有的任务和职责时，须以下列原则为指导：

- 满足患者、专业医护人员和公众对药物安全的需要；
- 高层管理者须在质量体系的执行中发挥领导作用，并激励所有职员为实现质量目标而努力；
- 组织中的所有人员基于自己的任务和职责，按照与自己的任务和所委派的职责参与和支持药物警戒系统建设；
- 整个组织中的所有人员都须遵循质量周期进行持续不断的质量改进；
- 建议按照组织结构和流程对资源和任务进行分配，使之能够支持积极主动、风险均衡、持续不断、相互协调地开展药物警戒活动；
- 需要寻求有关药品风险获益平衡的全部可用证据，在做决定时考虑到所有可能影响药品风险获益平衡和药品使用有关的各方面因素。上市许可持有人、监管机构、公共卫生组织、患者、专业医护人员、学术团体及其他相关机构须按照适用的法律规定建立良好的合作关系。

5.3.2.2 质量目标要求

质量目标规定了整个组织（包括管理层）对质量的承诺。在药物警戒活动中，质量目标可以不断提升药物警戒体系运行的效能，确保药物警戒活动持续满足相关法律法规的要求。设定好的目标并不是一成不变的，要对目标进行定期的监控、沟通并适时更新。质量目标是质量政策和战略转化为可衡量的活动的一种手段（ICH Q10）。

5.3.2.3 质量周期

按照组织的质量方针和战略方向，对各过程及其相互作用，系统地进行规定和管理，从而实现预期结果。可通过采用 PDCA 循环以及基于风险的思维对过程和体系进行整体管理，从而有效利用机遇并防止发生非预期结果。

A. PDCA 循环可以简要描述如下：

- 策划：建立体系及其过程的目标、配备所需的资源，以实现与顾客要求和组织方针相一致的结果，并识别和应对风险与机会；
- 实施：实施所做的策划；
- 检查：根据方针、目标、要求，以及所策划的活动对过程以及产品和服务进行监视和测量（适用时），并报告结果；
- 处置：必要时，采取措施提高绩效。

B. 在质量管理体系中应用过程方法能够：

- 理解并持续满足要求；
- 从增值的角度考虑过程；
- 获得有效的过程绩效；
- 在评价数据和信息的基础上改进过程。

C. 质量体系建议以下列所有活动为基础：

- 质量计划：设立结构并计划相互协调一致的流程；
- 质量依从性：按照质量要求执行任务和履行职责；
- 质量控制和保证：监测和评估这些结构和流程在设立时的有效性，以及流程在执行时的有效性；
- 质量改进：在必要时纠正和改进这些结构和流程。

5.3.3 质量控制

5.3.3.1 法规要求

第九条 持有人应当制定并适时更新药物警戒质量控制指标，控制指标应当贯穿到药物警戒的关键活动中，并分解落实到具体部门和人员，包括但不限于：

（一）药品不良反应报告合规性；

（二）定期安全性更新报告合规性；

（三）信号检测和评价的及时性；

（四）药物警戒体系主文件更新的及时性；

（五）药物警戒计划的制定和执行情况；

（六）人员培训计划的制定和执行情况。

基于质量目标，如何将其落实到具体的工作中，如何评价结果呢？质量控制指标，通常是影响药物警戒合规关键活动的可衡量因子，以及相应的评估等级和阈值，有助于在药物警戒活动具体环节中落实质量目标的日常监督、管理评审，以及后续有重点的跟进。例如是否在法律规定的时限内向监管部门提交关于严重和非严重不良反应的准确和可核实的数据，是否与监管部门有效沟通新的或变化的产品风险，是否向医护人员和患者适当传达相关的安全信息等。

5.3.3.2 质量控制标准

企业需要按照公司药物警戒质量方针和质量目标的要求，各相关职能部门根据承担的药物警戒职责，进行目标的拆分与界定，将药物警戒工作的要求落实到各职能部门的部门职责、岗位职责和绩效考核中，建立各部门的药物警戒质量控制标准，确保全公司的药物警戒质量目标保持一致并得到有效运行。

出于合规管理的目的，上市许可持有人需要制定特定的质量体系程序和流程，以确保达到以下目标：

- 对药物警戒数据进行持续的监测，检查风险最小化活动和预防措施，确保上市许可持有人采取了适当的措施；
- 科学地评估涉及患者健康或公众健康的、有关药品风险的所有信息，特别是在上市许可的规定范围内或超出该范围使用药品时对人类产生不良反应，或因职业暴露产生的不良反应的信息；

- 在符合法律要求的时间内，向监管部门提交准确的、可验证的严重不良反应和非严重不良反应的数据；

- 所提交的药品风险信息的质量、统一性和完整性，其中包括避免重复提交的流程以及确认信号的流程；

- 上市许可持有人与监管部门之间的有效沟通，包括新风险或有变化的风险、药物警戒系统主文件、风险管理体系、风险最小化措施、定期安全更新报告、整改和预防措施以及上市后安全性研究；

- 上市许可持有人根据科学知识对药品信息进行更新；

- 与专业医护人员和患者进行适当的安全信息沟通。

5.3.3.3 案例分析

某企业的药物警戒部门的质量控制标准制定情况如图 5-1 所示。

表 5-1　药物警戒部门质量控制标准示例

部门	质量控制标准
药物警戒部	个例药品不良反应报告录入正确率 95% 以上，报告及时处理与上报的完成率 100%
	定期安全性更新报告及时上报率 100%，获得监管部门评价一次通过的合格率 100%
	每季度进行信号检测和评价，按照检测完成率 100%，已获知信号应在规定时限内及时处理，及时完成率 100%
	药物警戒体系主文件更新的及时性 100%
	药物警戒计划的制定和执行情况应 100%，不能及时完成的行动应说明理由并汇报至管理层
	每年制定药物警戒培训计划并按要求完成培训，人员培训按时完成率 90% 以上。
	偏差 /CAPA 处理及时完成率 90% 以上
	审计缺陷整改完成率 100%

5.3.4 质量保证

5.3.4.1 法规要求

第八条　持有人应当以防控风险为目的，将药物警戒的关键活动纳入质量保证系统中，重点考虑以下内容：

（一）设置合理的组织机构；

（二）配备满足药物警戒活动所需的人员、设备和资源；

（三）制定符合法律法规要求的管理制度；

（四）制定全面、清晰、可操作的操作规程；

（五）建立有效、畅通的疑似药品不良反应信息收集途径；

（六）开展符合法律法规要求的报告与处置活动；

（七）开展有效的风险信号识别和评估活动；

（八）对已识别的风险采取有效的控制措施；

（九）确保药物警戒相关文件和记录可获取、可查阅、可追溯。

5.3.4.2 质量保证要素

质量管理体系应是一个有机的整体。从产品生命周期来看，组织往往会有不同的质量管理体系以精细管理和适应不同的部门和活动。例如 GLP、GCP、GVP 和 GMP 等。这些不同的体系，因为所涉及的部门、人员和流程不同，其内容和管理方式也有差异。例如，在 SOP 更新方面，基于需求，有的体系可能要求年度审阅，有的可能是两年一次。而从常规质量管理体系的角度看，所有的体系都有质量管理体系基本元素，都遵循通用的基本原则和类似甚至一样的管理理念和工具，例如"基于风险的思维"。

由此可见，各个体系服务于产品不同的生命周期，彼此影响。同时，各个体系都在整个组织的体系框架下运行，共同为组织的发展和质量目标服务。因此，一个好的质量管理体系，还应适应组织整体的发展目标和策略，考虑其他质量体系的特点从而确保整体的有机和协调。例如，组织可以定义 GXP 层面的质量管理体系框架和基本要求。在此基础上，各个领域（如 GLP、GCP、GVP、GMP 等）设计适合各自的质量管理体系。

总之，建立一个适合组织发展的、高效的质量管理体系，能提供进行持续改进的框架，提高组织整体绩效和竞争力，从而不断满足患者和医疗市场的需求。

5.3.4.3 偏差管理

5.3.4.3.1 法规要求

《规范》中未明确规定偏差的定义。但药物警戒偏差系统管理的目的是为了保证企业在开展或执行药物警戒活动过程中符合相关程序文件 / 标准的规定，符合药物警戒各项质量控制指标的要求，符合质量目标。

5.3.4.3.2 实施指导

企业需要建立偏差程序和相应的记录表格；企业需要充分培训并运行该系统，有效识别并及时报告、记录、调查、处理偏差，生成和保存相应的记录和报告；偏差调查应彻底；药物警戒的偏差系统应能控制对产品安全风险和合规性的影响，对偏差的根本原因进行调查识别和纠正（correction）；必要时，企业需要开展偏差趋势分析，推动公司质量管理体系的持续改进。

5.3.4.3.3 定义

《规范》中没有提及的"偏差"以及相关的定义，本节对"偏差"的讨论是基于ICH Q7（2000 年）的定义：偏差是指偏离已批准的程序（指导文件）或标准的任何情况。

药物警戒体系中建立有各种活动相关的程序文件，也有明确的质量目标和质量控制标准，所以，任何可能影响药物警戒活动和偏离药物警戒规范及相关法规的事件可视为药物警戒偏差。"偏差"定义的核心是"偏离"，没有区分偏离程度的大小。所有偏离程序或标准的情况都属于偏差的范畴。如果企业在程序中，对药物警戒活动执行过程中可能出现的不同正常情况及其预先确定的操作方法进行了描述，则此种情况的出现就应视为正常操作的一部分。

药物警戒偏差系统管理的目的是为了保证企业在开展或执行药物警戒活动过程中符合相关程序文件 / 标准的规定，符合药物警戒各项质量控制指标的要求，符合质量目标。

A. 范围：药品上市许可持有人需要精心设计药物警戒偏差系统，清晰定义该系统的适用范围。偏差系统的适用范围建议全面覆盖 GVP 所要求的范围，包括但不限于以下情形：

- 人员未遵守 SOP 要求执行；
- 药物警戒计算机电子系统 / 安全数据库在运行中发生故障、系统参数设置错误、系统版本错误、系统账户权限异常等；

- 记录填写不全 / 不规范、文件分发错误、使用错误版本的文件 / 记录，作假记录等；

- 个例安全性报告 /PSUR 等漏报、迟报；

- 未按监管要求开展品种分析；

- 流程与现行法规要求不相符等。

B. 职责与资质：偏差管理程序需要规定相关人员的职责，如表 5-2 所示。

表 5-2　偏差管理程序中相关人员的职责示例

人员	职责
药物警戒体系内的所有执行人员	识别偏差，如实记录偏差，并立即向药物质量管理体系的 QA 报告偏差
药物警戒质量管理体系的 QA	负责偏差的分类 （必要时）负责偏差的即时（紧急）处置 负责立即报告药物警戒负责人、药物警戒部门负责人和（必要时）更高层的管理人员 负责跟踪纠正以及纠正和预防措施的执行，并结束偏差和（或）启动 CAPA 程序 负责保存偏差调查、处理的文件和记录
跨职能（跨学科）团队	负责调查偏差的根本原因 负责评估偏差的影响 负责提出纠正以及纠正和预防措施
药物警戒负责人和药物警戒部门负责人	负责审核、批准偏差原因以及纠正预防措施和最终的偏差报告 负责审核、批准偏差调查报告

C. 偏差处理：偏差处理流程如图 5-6 所示。

- 事件上报：任何员工发现可能涉及药物警戒偏差的事件后，需要立即上报药物警戒部 QA。QA 负责判断事件是否属于药物警戒偏差的范围。如属于药物警戒偏差，则由报告人上报以下信息：

➢ 事件描述，包括如何发现、何时何地在何处发现；

➢ 事件发现者和报告者；

➢ 所有受影响的程序；

➢ 已采取的应急措施；

➢ 知道的其他相关事件（如最近发生过的类似事件）。

- 偏差分类：药物警戒偏差可根据其偏离的程序或者风险大小分为微小偏差、重大偏差。

➢ 微小偏差：属微小的对法规或程序偏离，不足以影响结果，无需进行深入调

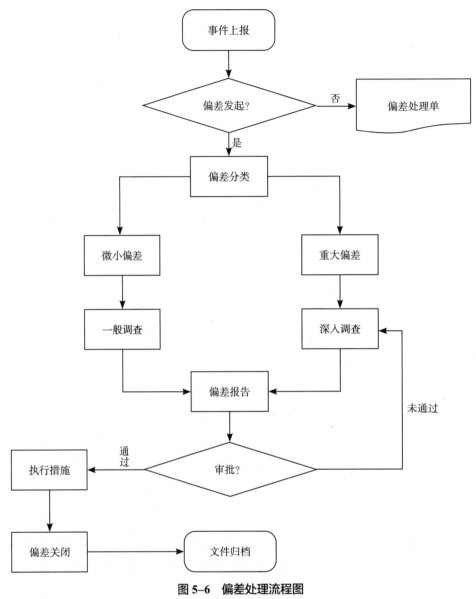

图 5-6　偏差处理流程图

查，但必须采取纠正。

> 重大偏差：该类偏差可能对产品的整体安全性产生不良的社会效应，必须进行深入的调查，查明原因、采取纠正措施进行整改。如有必要，还需要建立长期预防措施。

● 偏差调查与采取措施

> 如果属于微小偏差，则无需进行根本原因调查，可进行一般调查明确直接原因后完成纠正，即可关闭偏差。

> 如果属于重大偏差，则需进行深入调查，找出根本原因并制定纠正措施，如属

于重复出现的偏差或者对体系存在重大影响的偏差，需要启动 CAPA 程序进行全面的调查分析。

➤ 偏差的纠正 / 纠正措施 / 预防措施可能会触发其他质量体系管理程序，例如变更程序、CAPA 程序。

● 偏差审批

➤ 相关部门的负责人需要对偏差调查结果给予意见，偏差最终需要获得药物警戒负责人最终批准。

➤ 偏差审批内容包括：①是否同意偏差原因分析；②是否同意措施建议；③是否需升级到 CAPA 流程。

● 偏差措施执行：相关人员需要按照已批准的偏差措施执行。在执行过程中，如有客观原因不能完全符合偏差要求需进行修改的，偏差责任人需要对偏差做补充说明，并提交原参与部门重新审批。

● 偏差关闭及存档

➤ 偏差事件需要在规定的时间内关闭，一般微小偏差 10 日内完成关闭，重大偏差 30 日内完成关闭；如有复杂的偏差不能在规定时间内关闭，建议启动 CAPA 程序。QA 检查整改结果，审核相关的支持证据是否齐全，决定是否关闭偏差。如偏差不符合关闭条件，需要返回到偏差责任人进行整改。

➤ 偏差关闭后相关的记录及附件建议进行归档并进行长期保存。

D. 要点分析：药物警戒偏差可能涉及：不同知识领域（例如产品知识、统计知识、医学知识、药理毒理知识等）；不同职能部门（例如药物警戒部、临床部、注册部、销售部、质量部等部门）；具体的某一企业在不同学科 / 知识领域的知识和能力水平可能有很大差异，不同职能部门人员的 GVP 素质、态度可能参差不齐，不同阶段由于不一样的组织结构、人员、时间表和预算等因素。因此企业在不同知识领域、不同职能部门、不同阶段中，预防偏差发生的能力和有效管理偏差的能力可能是不均一的（一个好的质量管理体系有助于减少和消除这种不均一）。因此，在对药物警戒质量管理体系进行审计时，建议由企业提供完整的偏差清单由检查人员进行选择，检查人员可以选择不同偏差进行审阅，与偏差处理人员交谈，从而评估该企业偏差系统运行的有效性。

偏差管理常见的问题包括但不限于如下情况：

● 偏差的概念模糊：药物警戒专职人员中较少数人员接受过质量管理体系的培训学习，质量意识相对较为薄弱，在判断事件是否属于"偏差"时，往往可能会存在概念模糊，将过程中已有程序约定处理的问题也纳入偏差管理，或者有些明显偏差程序的情况没有发起偏差。企业管理者在组建药物警戒团队过程中，除了考察药物警戒人员的专业技能以外，质量管理体系的知识和经验也是非常重要的方面。如果一个质量体系中，核心部门人员对质量体系的管理要求没有很好地理解和运营，那么整体的体系运营工作将会非常艰难。

- 没有设立药物警戒体系的质量管理人员：企业在药物警戒体系搭建时，往往忽略了对药物警戒体系质量管理人员的配置，或者由公司其他管理体系（例如 GMP 和 GCP）的质量管理人员兼任。由于人员 / 角色的缺失，或者是人员 / 角色缺乏对药物警戒体系 / 具体工作的理解，导致偏差处理系统无法运行或者没有起到真正的纠偏作用。

- 偏差调查不全面、不彻底：理论上讲，企业需要查明所有偏差的根本原因并采取有效的纠正和预防措施，然而在现实中，的确偶尔存在即使经过详细、持久的调查，根本原因仍然无法查明的情况。但是，这种客观情况的存在不能成为企业回避彻底调查、故意缩小调查范围或不尽力调查的理由。需要注意的是，不能过度使用"人为错误""操作人员培训"或"SOP/ 文件未明确"作为偏差的理由，来替代真正意义上的调查。如果企业有太多的偏差，而这些偏差看上去总是由于操作者的错误引起，往往需要质疑真正的原因。纪律处罚和单纯的培训不能替代根本原因调查和真正的整改行动；流程设计和防呆措施对于偏差的预防往往效果会比较好。

E. 案例分析：如图 5-3 所示。

表 5-3 某企业的药物警戒偏差处理单（举例）

1 偏差发起（描述偏差发生过程） 1.1 事件描述，包括如何发现、何时何地在何处发现： 1.2 事件发现者和报告者； 1.3 所有受影响程序； 1.4 已采取的应急措施； 1.5 知道的其他相关事件（如上个月曾发生类似事件）； 　　　　　　　　　　　　　　　　偏差上报人：　　　　　偏差发起日期：
2 偏差分类评估 □ 微小偏差　　　　　□ 重大偏差 药物警戒部 QA：　　　评估日期：

3 偏差调查评估

3.1 偏差调查小组成员

药物警戒质量管理体系 QA：

偏差发现者：

相关部门成员 / 技术专家：

3.2 直接 / 可能原因分析，及建议的纠正和预防措施（可以使用分析工具：鱼骨图、帕累托图、控制表等查找原因，明确最可能的直接原因，并提供支持客观证据文件；如无法明确直接 / 可能的原因，必须有充分的证据支持）

3.3 偏差调查小组签名及日期：

---

4 偏差审核意见

4.1 药物警戒部审核意见

对分析的原因意见：　　　□同意　　　□不同意，返回偏差责任人，理由：

对采取的措施意见：　　　□同意　　　□不同意，返回偏差责任人，理由：

是否发起 CAPA 决议的意见：　□同意发起　　　□不同意发起

签名：　　　日期：

4.2　XX 相关部门审核意见

对分析的原因意见：　　　□同意　　　□不同意，返回偏差责任人，理由：

对采取的措施意见：　　　□同意　　　□不同意，返回偏差责任人，理由：

是否发起 CAPA 决议的意见：　□同意发起　　　□不同意发起

签名：　　　日期：

4.3　药物警戒负责人意见

对分析的原因意见：　　　□同意　　　□不同意，返回偏差责任人，理由：

对采取的措施意见：　　　□同意　　　□不同意，返回偏差责任人，理由：

是否发起 CAPA 决议的意见：　□同意发起　　　□不同意发起

签名：　　　日期：

---

5 行动确认

5.1 纠正 / 纠正措施 / 预防措施执行

5.2 CAPA 编号（如发起 CAPA）

药物警戒质量管理体系 QA 签名：　　　日期：

---

6 偏差关闭（一般微小偏差 10 日内关闭，重大偏差 30 日内关闭）

6.1 关闭时间：

6.2 不能按时关闭，原因：

药物警戒质量管理体系 QA 签名：　　　日期：

5.3.4.4 变更控制

5.3.4.4.1 法规要求

《规范》未明确规定变更的定义。但变更控制在质量管理体系中占有较重的地位，且持续存在，是药物警戒体系持续改进的重要组成部分。

5.3.4.4.2 背景介绍

ICH Q10（2008 年）制药质量体系中关于变更管理系统的介绍如下。

革新创造、持续改进，工序能力和产品质量检测及改进预防行动促进了变更。为了更好地评估、批准和执行这些变更，企业需要建立有效的变更管理系统。通常首次提交注册文件之前和提交注册文件之后的变更管理程序会有所不同，对已注册文件的变更，可能需要遵守地区法规的要求。变更管理系统建议包括下列内容，并与产品生命周期的不同阶段相适应。

- 建议使用质量风险管理的方法对变更进行评估。评估的水平和形式需要与风险水平相适应。建议按照地区法规的要求，评估并确定变更是否影响注册。
- 所有变更需要进行适当的评估。需要评估变更对上市许可的影响，包括设计空间，已建立的，和（或）基于目前对产品和工艺的理解。正如 ICH Q8 中所指出的，在设计空间范围内的变动不认为是变更（从注册文件角度）。但是从制药质量体系的观点看，所有变更都需要经过企业变更管理系统的评估。
- 变更需要由不同领域，例如药物研发、生产、质量、注册事务和医学领域的具有足够经验和知识的专家组进行评估，以确保变更在技术上的合理性。并需要建立预期的可接受的标准。
- 执行变更后，需要评估变更是否已达到预期的目的，是否对产品质量产生不良影响。
- 对于已上市产品的变更需要评估对注册申请 / 批准的影响。
- 变更管理系统同样适用于药物警戒质量管理体系，通过记录、评估和跟进药物警戒体系中的变化，确保药物警戒质量管理体系及时有效地进行持续改进，且确保所发生的变化不会对药物警戒体系产生不良的后果。

5.3.4.4.3 实施指导

A. 定义：药物警戒变更指药物警戒活动过程中的关键人员、流程、服务商等变化，而这些变化可能对产品的安全性或者公众健康存在潜在影响，或者存在法规符合性风险。此处的变更不包括其他质量体系（生产条件或产品质量标准等）活动相关的变更。

B. 变更范围

- 企业药物警戒职责范围变更;

- 药物警戒组织架构或者关键人员变更;

- 质量文件变更,例如新增或者删除流程;

- 药物警戒服务 / 委托商变更;

- 药物警戒数据库变更;

- 医学术语集变更;

- 文献库变更;

- 说明书安全信息变更等。

C. 变更程序

- 变更提议及申请:企业各部门在其职责范围内,若识别到可能需要申请药物警戒变更的情况,建议先向药物警戒质量管理体系 QA 进行提议,确认是否需发起变更。药物警戒质量管理体系 QA 基于对药物警戒变更范围的考虑,同时注意区别于其他体系的变更流程,判断是否适合发起药物警戒变更,并将结果反馈至申请部门。如有需要则填写变更申请单,发起变更并确定变更负责人。

- 变更评估:变更负责人根据变更内容识别相关部门,并与各部门负责人沟通,成立变更评估小组成员。评估小组通常由变更负责人、药物警戒质量管理体系 QA、申请部门及变更相关部门人员、技术专家组成。

  变更评估小组成员对变更情况进行充分评估,并制定变更具体实施计划。变更实施计划建议包括具体行动、执行人及完成时限。如适用,设置何时开展有效性评价、变更控制点(例如,涉及多个文件更新时,各文件之间生效发布时间安排)。若经评估后发现变更不适合继续推进,那么需要记录评估决议,终止变更。

- 变更批准:变更评估小组、变更参与人员所在部门的负责人对变更审核及批准。药物警戒负责人对各部门无异议的变更申请进行最终批准,对有异议的变更申请综合评估,必要时再次召开评估会议,不管何种变更情形,均由药物警戒负责人最终作出是否批准的结论,如不批准,需要回到评估阶段直至终止该变更。

- 变更实施:变更负责人跟进变更的整体实施情况并收集完成证据。执行人按照批准的变更实施计划进行实施工作,并提供相关证明性文件给变更负责人,如相关文件的封面(签字页)、照片、相关文件的编号版本号等。变更行动项目如不能按原定计划时限完成,需要记录原因、重新评估影响、制定新的计划，并获得原审批部门批准。如果在实施过程中，受客观因素影响在原评估范围内需要对行动计划进行增减，变更负责人需要对计划进行修订，记录说明修订原因，并获得原审批部门批准。

- 变更有效性确认：企业可针对变更的具体情况考虑是否需要制定变更有效性确认计划，以便及时确认变更有效性；也可以在进行药物警戒内部审核时对变更进行检查评估其实施效果，例如，回顾变更实施后有无因此变更所导致的偏差事件，变更实施后是否可以达到降低由于产品使用错误导致的不良事件发生等。在药物警戒年度回顾时需对变更效果作总体回顾和评价，确认其是否达到降低相应风险的预期效果。

- 变更关闭及归档：变更按计划完成后，所有变更记录和相关支持性记录提交至药物警戒部归档并长期保存。

5.3.4.4.4 要点分析

A. 变更发起：变更通常由变更发生的部门发起。

B. 变更应评估哪些方面：变更评估是变更控制系统中最重要的部分，因为评估全面与否将直接影响到变更的结果。变更通常评估下列方面的内容：

- 对产品安全性的影响；
- 对公众健康的影响；
- 产品包装 / 标签 / 说明书安全信息的影响；
- 咨询 / 投诉渠道的影响；
- 药物警戒计划 / 上市后承诺的影响；
- 对法规的影响；
- 对产品注册 / 再注册的影响；
- 是否符合 GVP 等药物警戒法规的要求；
- 对其他系统的影响：计算机系统、培训系统、文件系统、委托协议、其他。

C. 变更审批：药物警戒质量管理体系 QA 应负责变更申请文件的形式审查，即确保表格填写齐全，内容准确，所附资料完整，符合规程的要求。各领域的专家负责评估变更对本领域可能带来的影响。例如，药理学专家、医学专家负责评估变更对产品安全性的影响；临床试验专家评估对在研项目或者研究计划的影响；法规专家将评估变更是否影响注册，等。需要由相关部门负责人审阅，最终由药物警戒负责人批准。

D. 变更执行：对于不影响产品注册的内部变更，在得到内部批准后即可执行变更。

对于影响产品注册并涉及多个市场（国内／国际市场）的变更，不仅需要内部批准，还需要得到不同国家的注册批准才可执行变更。因为产品注册在不同国家的批准时间不同，因而需要制定适当的变更执行的策略。与产品注册相关的变更通常由注册部门或项目部门主导负责，药物警戒部参与其中涉及产品安全的模块。

E. 变更有效性确认：企业通常比较困惑该如何去做变更后的有效性确认，因为产品安全性相关的变更往往需要长期的个例安全性数据监测，开展信号检测分析工作，再累计了一定量的数据时才能反映出来可能存在的问题。所以，对于药物警戒体系变更效果的评估，通常更推荐对偏差数据、医学咨询／投诉数据、信号检测数据来进行评价，在企业进行年度回顾时进行一次年度的变更效果评估分析，可以帮助企业确认上一年度的变更情况，为下一年度制定计划时提供相关的支持依据。

案例如表 5-4 所示。

表 5-4　某企业变更评估清单（举例部分内容）

序号	请回答以下问题（如有需要，请阅读本栏右侧的"说明"栏，帮助您理解相应问题）	是／否	如果是，请回答以下问题：如果否，则继续看下一个问题	是／否	如果是，请评估说明其对产品安全性影响，或者存在法规符合性风险	如果是，请考虑以下行动；如果否，则无需采取行动	考虑其他补充行动项
1.	这是否是一个管理范围的变更？ 注：管理范围调整包括公司内部组织管理，部门职责范围调整，委托业务调整		是否需要新增组织开展药物警戒管理工作			□签订／终止／更新合作协议 □涉及组织启动关联变更 □修改药物警戒主文件 □修改药物警戒组织架构图 □新增岗位职责 □修订岗位职责 □新增／删除／更新文件 □新增／修改文件矩阵 □新增／修改培训矩阵 □检查受影响的其他相关文件 □执行人员培训	
			是否需要删除／减少原有组织承担的药物警戒工作				
			药物警戒相关部门的职责范围是否调整				
			药物警戒业务开展范围是否调整？例如原来委托的业务，现调整为内部执行				

5.3.4.5 纠正和预防措施

5.3.4.5.1 法规要求

第十四条 规定针对内审发现的问题，持有人应当调查问题产生的原因，采取相应的纠正和预防措施，并对纠正和预防措施进行跟踪和评估。

5.3.4.5.2 背景介绍

纠正和预防措施（CAPA）是质量体系持续改进中最重要的管理系统。CAPA 体系在药物警戒体系的法规文件里没有明确，但是在其他的管理系统例如 ISO 9001、GMP 中有非常明确的要求。尽管不是作为一个独立的 CAPA 体系，但在偏差处理程序中，CAPA 的方法实际上一直在使用。事实上，大多数情况下，导致缺陷的根源不会是单一的、孤立的，因此，纠正措施和预防措施往往涉及如程序、培训、资源等要素的纠正和更新。CAPA 在医疗器械领域的法规及 ISO 9001 以及 FDA CFR 820 中是作为一个体系要素的，但是在制药行业，CAPA 体系日益被用作一个单独的管理工具。在生产、质量控制以及系统运行的过程中经常会有不期望的情况发生，那么除了进行纠正消除现实的危害以外，也必须采取纠正措施和预防措施，以确保相同或类似的危害不再发生。因此，在多数情况下纠正之后要有纠正措施和预防措施。首先要进行补救或改正，随后要采取纠正措施和预防措施，这个体系叫 CAPA 体系。一般而言，在程序或产品出现问题时必须始终按照 CAPA 体系的方法进行管理。

《规范》要求对于内审发现的问题应采取纠正和预防措施，这是对持有人在药物警戒体系质量管理上最基本的要求。实际上，如果希望药物警戒体系能够持续有效地运行下去，CAPA 系统在体系的持续改进中起着关键作用。

5.3.4.5.3 实施指导

A. 定义：ISO 9000：2005 对纠正和预防措施的定义如下。

纠正措施：为消除已发现的不合格或其他不期望情况的原因所采取的措施。

预防措施：为消除潜在不合格或其他潜在不期望情况的原因所采取的措施。

需要注意的是采取纠正措施是为了防止不合格再发生；采取预防措施是为了防止不合格发生。在审计或检查时，清晰理解和运用相关术语的具体内容是很重要的，这可以防止对该公司 CAPA 系统产生大的误解。

B. CAPA 系统的设计：CAPA 系统通常有下列两种常见的类型，但并不排斥其他模式。企业可以根据自身的特点，设计符合自身的 CAPA 系统。本章节主要讨论的是集中型 CAPA 系统，即把 CAPA 作为独立的质量改进系统，药物警戒人员能够更容易、更清晰地理解 CAPA 在药物警戒质量管理体系中的运用。

- 集中型 CAPA 系统：企业建立一个统一的 CAPA 程序，该程序明确定义与信息输入的其他系统（如偏差、投诉等）的关系，从企业定义的某个环节开始，原来分散在各个独立系统中的 CAPA 活动就集中到一个整合的 CAPA 系统中进行统一跟踪和管理，输入系统与（集中型）CAPA 系统通过各个事件或项目的唯一识别编号清楚地联系起来。

  这种体系的优点是，集中统一的处理、统计、跟踪和关闭，强化了在持续改进各个输入系统的功能的同时，能从区域的角度评估并采取改进和预防措施，能够更容易地给公司质量管理部门和管理层提供关于所有 CAPA 的全面情况，更方便进行整体性的统计分析和绩效评价；这种方式保留了各个输入系统的独立性和灵活性，每个系统都可以根据自身的特点进行设置和管理。其缺点是两个阶段的程序相互独立，为了将两个阶段联系起来必须通过唯一识别编号进行参照索引，也必须指定专人进行集中统计、跟踪。这也意味着在传递过程中信息可能丢失或传递错误，只有把两个阶段的所有文件汇总起来才能获得该 CAPA 清晰、完整的全面信息。

- 分散型 CAPA 系统：第二种情况是将 CAPA 体系分散于各个相关的体系（偏差、投诉、内审等）中，即在处理每一个独立系统的问题时，使用的同一份表格完成所有的 CAPA 活动直至关闭。

  这种体系的优点是，CAPA 活动是一个具有漫长的、多个环节的质量管理过程，从发现问题开始，到最终关闭 CAPA 项目，大量的信息和活动通过一份完整连续的表格完成，可以避免不同阶段／系统之间进行传递时信息丢失或传递错误。其缺点是不同子系统的水平可能参差不齐，分散型的 CAPA 体系无助于借助水平较高的系统将所有系统进行迅速地提高；另外，分散型 CAPA 系统需要借助额外的统计报告活动，才能发现区域性的缺陷，才能给公司质量管理部门和公司管理层提供一个清晰、全面的 CAPA 情况总结。

C. CAPA 程序的内容

- CAPA 发起：对于偏差、投诉、审计等渠道输入的，确定已存在或潜在的与药物警戒活动有关的系统性问题，需要启动 CAPA 系统进行全面的调查分析，采取有效的纠正和预防措施。CAPA 系统主要针对解决药物警戒质量管理体系中的系统性问题，需要进行全面深入的调查及执行长期有效的纠正和预防措施，处理时间相比其他系统较长，但通常不超过 6 个月。

针对导致 CAPA 的问题，组织跨职能的调查小组，制定调查计划，包括确定调查的目的、调查的方法、人员职责和所需的资源等。

- 调查与分析：按照经批准的调查计划，深入调查问题产生的根本原因，收集涉及问题相关所有方面的数据，如人员、培训、配置、文档等。调查方式多种多样，主要的方式包括：

➤ 对收集的数据资料进行分析，确认是否已详细说明所报告问题的影响因素和影响范围；是否需要额外的信息资料；

➤ 对涉及人员进行访谈，可以预先设置好需要访谈的问题和所需了解的信息，必要时设定好访谈技巧；

➤ 对事发现场进行勘察；

➤ 组织专家组进行论证分析等。

- 纠正和预防措施的制定：调查小组针对根本原因制定全面的、适当的纠正和（或）预防措施，CAPA 方案的内容至少包括以下信息：

➤ 建立所有可能的解决方案，可以消除根本原因的长期解决方案，对不能消除根本原因的，列出可以降低风险的解决方案；

➤ 针对确认的根本原因，审核每一纠正和预防措施合理性；

➤ 制定的计划包含人员职责、措施行动、计划完成时间等信息；

➤ 在正式执行方案计划前需要与相关人员做好沟通工作。

- CAPA 的审批：药物警戒负责人和相关参与部门的负责人审核和批准 CAPA 的整个调查过程、纠正和预防措施计划及有效性评估计划是否合适。CAPA 方案在执行过程中如果出现变更、延迟需要重新获得相关部门、药物警戒负责人的批准。

- 纠正和预防措施执行：行动责任人按照批准的 CAPA 方案，在规定时限内完成行动并收集相应证据。一般来说，需要对整改后 CAPA 的有效性进行效果评估，如果 CAPA 行动无效，需要重新制定行动项。

- CAPA 关闭：CAPA 的完成不仅包括确认批准的整改措施已经全部完成，还包括评估和确认纠正和预防措施的合理性、有效性和充分性。CAPA 处理完成后，所有与 CAPA 相关的资料需要归档并长期保存。

确认整改措施全部完成包括：

➤ 所有计划的措施已经全部完成；

➤ 所有的变更完成，过程中所有发生的变更予以了记录；

　　➤ 所有相关的员工在变更实施后经过了培训，且能掌握相关内容。

确认整改措施合理性、有效性建议至少包括评估以下方面：

　　➤ 根本原因已经找到；

　　➤ 采取的措施不会造成负面影响；

　　➤ 措施恰当，类似的问题不会重复出现。

　　药物警戒质量人员需要在管理评审会议或者以其他形式，定期向管理层汇报药物警戒体系相关的 CAPA 的开启、执行与完成情况，以便管理层及时评估药物警戒体系运行情况。

5.3.5　管理评审

5.3.5.1　法规要求

　　《规范》中没有提出对管理评审的要求，但是任何体系 / 组织的建立和持续运行都需要获得管理层的资源支持，所以本章节总结其他体系的实践经验，对药物警戒体系中的管理评审提出建议。

5.3.5.2　背景介绍

　　建立并保持质量管理体系的有效运行，是确保企业符合《药物警戒质量管理规范》要求的前提和基础。ISO 体系有明确的管理评审要求，管理评审是公司管理层评估质量管理体系是否有效运行的重要手段，本身也需要持续改进和不断完善。随着时间的推移，企业内部和外部环境会发生变化，质量方针和目标是否依然是适宜的、有效的、质量目标绩效如何、部门职责是否合适、各程序之间是否协调、资源配置是否合适等需要不断地进行评估和改进。各种质量要素的变化也会给质量管理以及产品质量本身带来影响。管理评审的目的正是就上述情况进行评估，以保持管理体系自身的适宜性、充分性和有效性。通过管理评审，使管理体系自身获得持续改进。公司需要建立管理体系评审程序实施管理评审。

　　管理体系评审活动包括下列三个部分：

- 启动管理体系评审活动的时机；
- 管理评审的内容；
- 管理评审活动的成果。

5.3.5.3 实施指导

5.3.5.3.1 管理评审程序启动的时机

当发生下列情况时，需要启动管理评审程序：

- 有计划的一定的时间间隔，如一年；
- 出现新的法规、指南等政策文件，可能会给质量管理体系运行带来影响时；
- 外部环境发生重大变化，影响到公司经营策略和方针时；
- 产品所有权（包括专利保护期等）的变化时；
- 公司组织机构、人员发生重大变化，可能会影响到质量管理体系有效运行时。

5.3.5.3.2 管理评审的内容建议

A. 质量方针的适宜性。

B. 质量体系目标的完成情况。

C. 质量体系运行有效性的监测指标回顾。通过评估、分析下列反应质量体系运行有效性的指标，发现质量管理体系可能存在的系统性的缺陷或趋势，如：

- 分析医学咨询 / 医学投诉情况，从管理体系层面上关注是否存在类似风险、管理缺陷是否已经改进、预防机制是否有效等方面；
- 分析信号检测趋势与风险管理情况；
- 对监管部门承诺的履行情况；
- 临床试验或者上市后安全性研究项目的开展情况；
- 偏差 /CAPA 系统所反映的趋势或系统性问题；
- 可能影响质量管理体系的变更及其实施效果；
- 自我评估活动，如：风险分析、趋势分析、内部审计等对质量管理体系的影响；
- 外部评估活动，如：客户审计、当局审计、认证机构的审计等对质量管理体系的影响。

D. 以往管理评审所制定的改进措施的跟踪评估。

5.3.5.3.3 管理评审的成果

管理评审的成果，建议包括与以下方面有关的任何决定和措施：

- 质量管理体系及有关过程有效性的改进；
- 配置或重新分配资源、人员培训等；
- 修订质量方针、质量目标、程序等管理性文件；
- 以文件的形式，及时有效地将评审及相关活动的结果与管理层沟通，包括向更高级别的管理层通报。

当 5.3.5.3.1 所涉及的情况发生时，药物警戒部质量管理人员需要首先评估其是否会对本公司现行的质量管理体系带来影响、影响有多大，或是单一、偶然性事件，还是反映出质量管理体系本身存在缺陷。如果药物警戒部质量管理人员经过评估后发现，可能需要进一步评估其，或其已经导致对质量管理体系的影响，那么，药物警戒负责人需要向高层管理者申请启动质量管理体系评审程序。

如果事件本身是单一偶然性事件，其不会影响到现有质量管理体系的运行或其不是由于质量管理体系本身的缺陷所导致，则只需要就事件本身进行改进或采取预防措施，不需要启动质量管理体系评审程序。但一般情况下，每年至少需要进行一次公司全范围的管理体系评审活动。

药物警戒质量管理人员需要编写计划、组织会议，或安排质量、销售、注册、临床、研发等各部门进行自检、数据或信息统计与分析等活动，就 5.3.5.3.2 提到的相关内容，进行准备工作，包括：统计及分析相关数据、分析问题的具体原因、明确影响的范围及内容、改进 / 预防工作计划及方案等。通过上述活动，对事件的影响、原因、管理体系改进的具体措施、工作计划等形成书面文件，如果需要，经管理层批准后实施。

药物警戒质量管理人员应对实施过程进行监督，对实施结果进行跟踪评估。发现偏差需要予以纠正或采取补充完善措施。质量管理体系评审程序需要就上述内容进行陈述。

需要说明的是，药物警戒管理评审需要与药品安全委员会进行区分，管理评审侧重于对质量管理体系运行的有效性、适应性的评估，药品安全委员会侧重于对重大的药品伤害事件进行研判与决策。管理评审的形式是多样化的，可以是组织会议，也可以是通过撰写和审批报告，还可以是通过汇总数据并进行评估来完成。特别是企业的部门级别在进行自我评估过程中，需要同日常管理工作结合，如与月度、季度、年度工作总结相结合，也可以与项目总结相结合，特别是加强平时的数据统计与评估。需要结合企业的规模、产品种类、风险程度、输入因素的影响等，目的是采取切实有效的措施改进管理体系绩效。

5.3.5.4 要点分析

内审时需要注意审核涉及管理评审启动事项，企业是否按流程启动管理体系评审，并提供文件证据，评估是否到位，改进措施是否进行落实跟进、切实有效。

5.4 内部审核

第十一条　持有人应当定期开展内部审核（以下简称"内审"），审核各项制度、规程及其执行情况，评估药物警戒体系的适宜性、充分性、有效性。当药物警戒体系出现重大变化时，应当及时开展内审。

内审工作可由持有人指定人员独立、系统、全面地进行，也可由外部人员或专家进行。

第十二条　开展内审前应当制订审核方案。方案应当包括内审的目标、范围、方法、标准、审核人员、审核记录和报告要求等。方案的制定应当考虑药物警戒的关键活动、关键岗位以及既往审核结果等。

第十三条　内审应当有记录，包括审核的基本情况、内容和结果等，并形成书面报告。

第十四条　针对内审发现的问题，持有人应当调查问题产生的原因，采取相应的纠正和预防措施，并对纠正和预防措施进行跟踪和评估。

5.4.1 背景介绍

2015 年 7 月 2 日国家食品药品监督管理部门发布了《药品不良反应报告和监测检查指南（试行）》及附件 1《药品不良反应报告和监测检查要点》、附件 2《药品不良反应报告和监测检查资料清单》、附件 3《药品不良反应报告和监测检查问题清单》，为监管部门检查员在企业开展药品不良反应监测工作的检查提供标准支持和检查依据。2020 年 3 月 2 日国家药品监督管理部门发布了《药品上市许可持有人检查工作程序（征求意见稿）》及附件《药品上市许可持有人检查要点（征求意见稿）》，更新了监管部门对企业在药品不良反应监测工作模块的检查要求。2022 年 4 月 15 日国家药品监督管理部门发布了《药物警戒检查指导原则》，进一步明确了监管部门对企业开展药物警戒工作具体检查要求。一般来说，企业可以通过内部审核的方式来评价企业药物警戒工作是否已满足法规的各项要求，监管部门的 GVP 检查员也会要求企业证明其已经建立一个有效的内部审核系统，包括内部审核的程序、记录表格、内部审核计划和报告等，以确保企业能够发现自身问题并持续改进。

5.4.2 实施指导

5.4.2.1 目的

《规范》第十一条对内部审核的目的和范围进行了说明：持有人应当定期开展内部审核（以下简称"内审"），审核各项制度、规程及其执行情况，评估药物警戒体系的适宜性、充分性、有效性。当药物警戒体系出现重大变化时，应当及时开展内审。特别需要关注的是：评估药物警戒体系的适宜性、充分性、有效性。

5.4.2.2 范围

药物警戒部、研发部、注册部、临床部、质量部、营销部、法务部、公共事务部、人力资源部、IT 等参与药物警戒活动的有关部门，均在被检查审核内。审核涉及组织机构、人员管理、质量管理、药物警戒设施与资源等药物警戒体系全元素。

审核依据:《中华人民共和国药品管理法》《中华人民共和国疫苗管理法》《药品不良反应报告和监测管理办法》《药物警戒质量管理规范》《药物警戒检查指导原则》等以及公司药物警戒程序文件执行，必要时也包括其他国家或地区的药品法律、法规。

5.4.2.3 频率和形式

《规范》中对于内部审核的频率没有提出硬性的规定和要求。企业需要根据风险管理的原则，考虑实际情况，设定内部审核的频率，该频率也可以随着业务发展进行调整。一般推荐每年开展一次全元素内部审核工作，以评价药物警戒体系的适宜性、充分性、有效性。

药物警戒质量体系的内部审核工作，可以和公司其他质量体系工作审核合并开展，也可单独开展。

5.4.2.4 审核小组

对于审核小组成员的选择与确定，《药物警戒质量管理规范》第十一条对开展内部审核的审核人员也提出了明确的指导：内审工作可由持有人指定人员独立、系统、全面地进行，也可由外部人员或专家进行。也就是说，可以由持有人内部指定的独立于药物警戒体系的人员开展内部审核工作，也可以聘请外部人员 / 专家开展审核工作。

无论是单独开展药物警戒质量体系的内部审核，还是和其他治理体系合并开展内部审核，企业均需要根据审核的目的和范围建立相适应的药物警戒内部审核小组（以下简称"内审小组"），内审小组建议包括药物警戒部质量保证/合规人员和其他相关业务部门人员。内审工作开展前，需制定相适应的内审方案，方案中需明确各相关方，包括管理层、药品安全委员会、药物警戒部、内审小组组长、内审小组成员、接受审核部门等相关方的职责。

内审的实施需要有足够的有资质的人员参加，企业需要根据相关的培训、教育、经验（特别是进行或接受内外部审计的经验）确认内审人员的资质，并维护一个现行的内审人员名单。

有时需要邀请特殊领域的专家（例如医学专家、临床试验专家、毒理学专家等）参与内审；企业委派外部人员或专家进行内审，需要通过书面协议明确双方的权利义务，并对相关人员的资质进行书面确认。需保证内审人员的公正客观和独立性，实现这一要求的可行方法是内审人员不负责审核自己部门的工作。

5.4.2.5 内审流程

企业需要以文件的形式对内审流程进行规定，一般内审流程可分为以下三个基本步骤，具体要求如下。

5.4.2.5.1 内审年度计划的制定

企业需要在每年底（或其他规定的时限内）会同其他部门，建立年度内审计划，规划第 2 年进行内审的次数、内容、方式和时间表等。专项内审和联合内审都是常见的内审组织方式。专项内审是指专门针对企业药物警戒体系开展的专项审核，联合内审是指联合其他质量体（例如 GMP、GSP、GCP 等）开展的联合审核。

企业可以开展不同级别的内部审核活动，建立内审计划。例如，对于拥有多个药品上市许可持有人（MAH）的集团企业，建立一个集团或 MAH 级别的内审系统，由集团总部或分部的药物警戒合规部对不同 MAH 定期进行统一的内审。药物警戒年度内审计划需要经药物警戒负责人或者药品安全委员会批准，以获得资源的充分保证。年度内审计划建议在公司内部（例如管理评审）进行充分的沟通，以协调相关部门的活动。

5.4.2.5.2 内审方案

企业在开展内审活动之前，建议制定内审方案，确定内审日程、内审员安排，按照药物警戒体系元素建立详细的审核清单，为审核提供标准和依据。审核清单可以在参考《药物警戒检查指导原则》及附件的基础上，结合企业标准操作规程的要求进行制定。

5.4.2.5.3 内审的实施

A.准备阶段：内审开始前，药物警戒部组织相关部门根据审核清单准备资料，资料一般包括：

- 药物警戒体系的最新组织结构；
- 药物警戒负责人及专职人员的简历、岗位描述、培训记录；
- 药物警戒相关的文件清单；
- 产品及注册信息清单；
- 研究项目清单。

B.首次会议：内审组长组织召开首次会议，参会人员包括内审组成员、被审核方人员等。

C.现场审核：审核组开展现场审计，通过面谈相关人员、查阅文件和记录、参观设施场地等方式，评估体系的运行情况。当内审员发现问题时，需要向被审核方求证，如果确定为缺陷项，需要记录下来，记录要求清晰、简明、全面。

内审组长召开审计组内部会议，被审核方人员需要回避。内审组内部会议主要讨论各审计员的内审情况，包括符合、不符合的方面，最终汇总本次内审所发现的缺陷项。

D.末次会议：现场审核完成后，内审组长组织召开末次会议，参会人员包括内审组成员、被审核方人员、公司管理层等。内审组长总结审计情况，逐条陈述缺陷项，确保被审核方充分理解，适当时，对不符合项所要采取的纠正和预防措施提出建议。

缺陷等级的判断可参考以下标准。

- 严重缺陷：在药物警戒系统、工作或程序中，给公众的权利、安全或健康产生不利影响、对公众安全具有潜在风险或严重违反相关法规和指南的缺陷。
- 主要缺陷：在药物警戒系统、工作或程序中，可能给公众的权利、安全或健康产生不利影响、可能对公众安全具有潜在风险或严重违反相关法规和指南的缺陷。
- 一般缺陷：在药物警戒系统、工作或程序中，预计不会影响公众的权利、安全或健康的缺陷。

我国已经发布的《药物警戒检查指导原则》检查要点中，对检查中可能出现的风险的缺陷等级进行了详述，企业在进行内审时可作为参考。

某企业的内审结果风险等级判定见表5-5。

表 5-5　风险等级判定表

审计风险性质	缺陷项等级		
	严重缺陷项	主要缺陷项	一般缺陷项
高风险	≥ 1	≥ 5	NA
中风险	0	2~4	> 10
低风险	0	≤ 1	≤ 10

5.4.2.6 内审结果通报

内审结束后，内审组长需要在规定时间内出具正式的《药物警戒内审报告》，发送给药物警戒负责人及有关部门。内审结果需要呈报药品安全委员会。

5.4.2.7 内审整改

药物警戒部组织有关部门根据缺陷的严重程度制定相应的纠正和预防措施，指定责任人、计划完成时限等。建立一个有效地追踪程序，追踪纠正和预防措施的执行情况。内审活动相关的纠正和预防措施的管理请参见本章节 5.3.4.5 纠正和预防措施。

5.4.2.8 内审关闭

内审小组对所提交的整改报告、证据进行审核，通过后可关闭内审。

5.4.3 要点分析

在开展内审的过程中，审核人员资质和能力尤为重要，需要对药物警戒法规、体系和具体的工作非常熟悉和了解，才能有效帮助企业发现问题，促进体系的整改与进步。有些企业采用药物警戒内审与 GMP 自检联合审核的方式，让只有 GMP 经验的人员担任审计小组成员开展对药物警戒体系的工作审核，由于内审小组缺乏对药物警戒具体工作、法规的认识和理解，因此仅能通过审核文件发现一些文件管理、培训执行等通用性问题，较难发现药物警戒核心工作的问题所在。

5.4.4 案例分析

某企业的药物警戒体系内审报告中发现的缺陷通常有：

A. 组织机构不完善；

B. 专职人员的专业背景 / 资质与法规要求不相符；

C. 制度文件缺失；

D. 未遵守流程执行；

E. 违反程序 / 偏离法规要求的事件未发起偏差处理；

F. 安全性报告的遗漏或延迟；

G. 药物警戒电子系统的管理存在漏洞，例如离职人员仍可登录系统进行操作使用；

H. 文档管理紊乱，文件资料 / 数据出现缺失等；

I. 领导对药物警戒工作理解不到位；

J. 人员培训的缺失等。

（吴桂芝　冯红云）

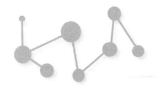

6 药物警戒委托管理

6.1 概述

随着各国药物警戒相关制度及工作指南的出台，持有人需要更多的资源来支持其药物警戒活动的开展，发达国家已在药物警戒委托方面开展了大量实践活动，积累了丰富的经验，既保证了药物警戒活动的有效开展，在一定程度上也降低了企业运行成本，提高了经济效益。目前我国持有人的药物警戒委托需求呈现不断增长趋势，委托情况也日趋复杂。

本章内容旨在对我国现阶段开展药物警戒委托工作中的相关事项进行解析，为持有人委托药物警戒工作顺利开展提供借鉴和参考，以期进一步明确委托和受托双方开展药物警戒工作过程中各自应当承担的责任和义务，保证委托开展的药物警戒工作符合药物警戒相关法律法规要求，确保对上市后药品进行持续监测，及时收集和报告不良反应，评估风险情况并采取风险控制措施，落实药品全生命周期管理的重要理念，最终达到保障公众用药安全的目的。

6.1.1 相关文件和法规描述

近年来，我国陆续发布的药品监管重要文件和法规中，加强了对药物警戒委托工作的管理要求，为合规开展药物警戒委托工作提供法律支持，明确了技术要求。

2017 年，为加快推进持有人制度试点工作，《总局关于推进药品上市许可持有人制度试点工作有关事项的通知》（食药监药化管〔2017〕68 号）发布。该文件第六条是关于持有人开展药物警戒和年度报告的规定，在强调"持有人应建立药物警戒体系。持有人应当按照《药品不良反应报告和监测管理办法》的有关要求，开展药品不良反应监测，持续考察上市后药品的安全性和有效性，对已识别风险的药品及时采取风险控制措施，直接向食品药品监管部门报告临床中的不良反应和处置措施"

的同时，明确指出"持有人可与相关第三方开展合作，委托其开展试点品种的药物警戒，但不免除持有人应当履行的义务与责任"。

2020 年，为明确和规范药物警戒委托工作中持有人和受托方义务和责任，确保有效开展上市后药品不良反应及其他与用药有关的有害反应监测、识别、评估和控制工作，国家药品不良反应监测中心组织制定了《药物警戒委托协议撰写指导原则（试行）》（以下简称"《指导原则》"）。《指导原则》的定位为对药物警戒委托协议提出原则性要求而不是细节要求，以方便持有人和受托方实际开展委托工作时参考使用。主要包括目的范围、基本原则、准备工作、注意事项 4 个方面内容。目的范围明确《指导原则》的用途；基本原则明确开展委托工作与撰写委托协议需要遵循的最基本责任与要求；准备工作提出持有人和受托方双方开展委托事宜前需要自我考虑的事项建议；委托协议注意事项对双方委托协议需要明确的最基本事项提出建议。

2021 年，为规范和指导持有人和药品注册申请人的药物警戒活动，国家药监局发布《药物警戒质量管理规范》。在第二章第三节中，细化了四项条款对药物警戒委托工作管理提出了明确要求。首先明确了药物警戒的责任主体是持有人，相关的法律责任由持有人承担，并对委托工作的合规（如签订委托合同、协议）、受托方需满足的条件和受托方的管理做了原则性规定。

第十五条　持有人是药物警戒的责任主体，根据工作需要委托开展药物警戒相关工作的，相应法律责任由持有人承担。

第十六条　持有人委托开展药物警戒相关工作的，双方应当签订委托协议，保证药物警戒活动全过程信息真实、准确、完整和可追溯，且符合相关法律法规要求。

集团内各持有人之间以及总部和各持有人之间可签订药物警戒委托协议，也可书面约定相应职责与工作机制，相应法律责任由持有人承担。

第十七条　持有人应当考察、遴选具备相应药物警戒条件和能力的受托方。受托方应当是具备保障相关药物警戒工作有效运行的中国境内企业法人，具备相应的工作能力，具有可承担药物警戒受托事项的专业人员、管理制度、设备资源等工作条件，应当配合持有人接受药品监督管理部门的延伸检查。

第十八条　持有人应当定期对受托方进行审计，要求受托方充分了解其药物警戒的质量目标，确保药物警戒活动持续符合要求。

6.1.2 基本原则

需要强调的是，持有人为药物警戒责任主体，根据工作需要可以委托受托方开展药物警戒工作，相应法律责任由持有人承担。上述与药物警戒委托相关的文件或法规，无一例外都强调了持有人是责任主体，换言之，药物警戒工作是可以委托的，但药物警戒的责任和义务不能委托，持有人是药物警戒的责任主体。且《药物警戒委托协议撰写指导原则（试行）》中还提到，持有人为境外企业的，应当由其指定的在中国境内的企业法人履行持有人义务，与持有人承担连带责任。

持有人和受托方在委托和开展药物警戒工作时应当遵守有关法律法规、标准规范，保证药物警戒工作全过程信息真实、准确、完整和可追溯，且持续符合法定要求。对药物警戒工作来说保障药物警戒活动全过程真实、准确、完整、可追溯具有十分重要的意义，首先可保证药物警戒相关监测、识别、评估、控制是基于真实可靠的信息，其次可保证药物警戒相关工作的合法合规性。

药物警戒委托工作及其管理属于持有人药物警戒质量管理体系的一部分，持有人进行药物警戒委托前应进行充分的自评和对外评估，制定明确的委托计划，保证委托工作的质量标准和目标与持有人药物警戒质量目标一致。

持有人委托开展药物警戒相关工作的，双方应当签订委托协议，集团内各持有人之间以及总部和各持有人之间可签订药物警戒委托协议，也可书面约定相应职责与工作机制。药物警戒委托协议或书面约定是就委托范围、具体内容、工作流程和责任分工的规定，不是简单的收付款依据。持有人和受托方应当充分协商、认真论证，经法律咨询形成药物警戒委托协议。协议应内容完整、层次清晰、表述准确。

药物警戒委托协议或书面协议主要包含但不限于以下内容：委托开展药物警戒的范围、义务和责任、各环节分工、委托事项、设备和数据管理、变更控制、质量控制和监督考核、争议的解决、有效期和终止条款、保密条款和违约责任等。

双方严格履行委托约定的责任和义务。委托后应有系统的质量监管措施，确保委托工作的高效合规。

6.2 受托方选择

6.2.1 确定委托范围

持有人在明确我国药物警戒相关的法律法规要求的基础上，评估自身药物警戒工作能力，必要时可考虑委托第三方公司开展相关业务。

我们一再强调，持有人的药物警戒的责任和义务是不能委托的，也就决定了有些事项无法委托，例如药物警戒体系。在此前提之下，持有人可根据人员储备、设施设备、药品品种特点、重点工作、成本预算等情况而考虑药物警戒委托事项的范围，以满足自身需求。持有人可参考下面所列委托事项范围，但实际情况并不限于此，可根据具体情况来选择。

委托事项范围包括但不限于以下内容：

- 个例药品不良反应报告（含境外发生的严重药品不良反应）的收集、录入、评价、上报；
- 文献检索；
- 药品定期汇总报告，例如 PSUR、PBRER；
- 药物警戒年度报告；
- 药品上市后安全性研究；
- 信号检测、信号分析、信号验证；
- 风险评估和风险控制；
- 药物警戒计算机系统的维护和使用。

6.2.1.1 个例药品不良反应报告（含境外发生的严重药品不良反应）的收集、录入、评价、上报

个例药品不良反应的收集和报告是药物警戒工作的基础，也是持有人应履行的基本法律责任。目前国内持有人普遍存在报告收集能力较弱的情况，持有人可根据产品的特点和自身需要，委托开展个例报告的收集和报告工作。

持有人要明确拟委托的品种数量及信息收集的范围。持有人根据自身情况，可选择委托所有途径来源的报告收集，或只委托部分途径来源的报告收集，例如公司公开的电话来源的报告、学术文献检索个例报告等。若持有人委托所有途径来源的报告收集，要对可能收集到报告的所有途径考虑周全，对与持有人存在合作关系的代理商、供应商或研究者等第三方也要纳入合作范围，并确保其履行上报药品不良反应的责任和义务。对收集到的个例药品不良反应，持有人可选择自行报告或委托第三方报告。若品种存在出口，要与国外代理商或药物警戒受托方签订协议，及时收集和报告国外发生的严重不良反应报告。

6.2.1.2 药品定期安全性更新报告

药品定期安全性更新报告是持有人落实药品安全主体责任和开展药物警戒的重要内

容,也是持有人向药监部门总结汇报报告期内产品安全性概况的重要方式,具有撰写内容多,技术含量高等特点,若持有人需撰写的品种多或能力有限时,可采取委托撰写。

定期安全性更新报告的格式和内容应当按照《国家食品药品监督管理局关于印发药品定期安全性更新报告撰写规范的通知》(国食药监安〔2012〕264号)和国家药品监督管理局药品评价中心发布的药品定期安全性更新报告的系列常见问题与回答相关要求执行。持有人也可以委托受托方撰写定期获益–风险评估报告来代替定期安全性更新报告,其撰写格式和递交要求适用国际人用药品注册技术协调会相关指导原则,其他要求同定期安全性更新报告。持有人要选择有实力和经验背景的受托方来委托撰写报告,并要求受托方保证做好报告质量的控制,持有人需提供撰写所需的资料和数据,同时也要对受托方撰写的报告从内容、格式、结论等方面进行审核,以确保报告的质量。

6.2.1.3 药品上市后安全性研究

药品上市后安全性研究是药品上市后开展的以识别、定性或定量描述药品安全风险,研究药品安全性特征,以及评估风险控制措施实施效果为目的的研究,包括非干预性研究和干预性研究。如国内持有人开展上市后安全性研究的能力较为薄弱,可考虑委托第三方公司组织实施上市后研究。鉴于上市后安全性研究需要具备良好的科研能力、组织能力和团队协作能力,持有人需要遴选有实力和背景的受托方开展上市后安全性研究,建立良好的沟通机制,并对其研究过程进行质量管理和质量控制,以达到其研究目的。

6.2.1.4 信号检测及风险管理

信号是指来自一个或多个来源的,提示药品与事件之间可能存在新的关联性或已知关联性出现变化,且有必要开展进一步评估的信息。持有人基于各种途径收集的疑似药品不良反应信息开展信号检测,可及时发现新的药品安全风险,对评估确定的安全风险进行控制和管理,确保药品获益风险平衡。

如持有人此部分工作经验不足,能力有限,必要时可委托开展信号检测、信号评估等方面的工作。持有人在委托前要充分了解受托方如何开展信号检测工作,使用何种系统和算法,采用何种方式进行检测信号等。开展信号验证工作时,持有人或受托方需要收集更多的信息,必要时要开展上市后安全性研究等,以便获得更有力的证据来验证信号。持有人委托开展风险评估和风险控制的工作时,特别要注意明确持有人与受托方在风险管理过程中的职责分工和沟通机制,以便重要风险出现时持有人及时被告知，及时采取有效的风险控制措施。目前对此类工作的委托方面具有一定的争议，有人提出持有人可委托信号检测工作，但对信号验证、风险评估、风险控制等方面的工作不宜委托。实际情况来看，持有人委托开展风险评估和控制等方面的情况并不多见，持有人可仔细衡量委托开展上述工作的利弊，审慎开展此项委托工作。

6.2.2 招标

如上反复强调，持有人是药物警戒的责任主体，承担相应法律责任，其责任不随所委托开展药物警戒相关工作的时间、内容或对象发生任何变化和转移。在持有人法律责任不能转嫁的前提下，怎样在招标环节遴选出优良的受托方，对切实履行持有人药物警戒责任和义务具有十分重要的意义。

招标是指招标人即持有人事先发出招标通告或招标单，品种、数量、技术要求和有关的交易条件，提出在规定的时间、地点，邀请投标人即受托方参加投标的行为。在实际工作中，招标与投标在企业内部通常是整体采购管理流程的一部分，药物警戒委托的招标首先要符合企业采购管理的整体要求，纳入采购管理的流程，以实现控制成本和降低供应风险，确保所有药物警戒活动合法、合规、高效，保证药物警戒活动的正常开展和可持续发展。

本节所讨论的招标主要是指针对第三方公司的药物警戒服务的招标，如选择合同研究组织（CRO），委托其进行个例安全报告处理、定期汇总报告准备、药物警戒体系建设咨询等所采取的一种择优成交方式。招标一般并不适用于集团内各持有人之间、总部和各持有人之间，以及授权合作方之间签订药物警戒委托协议时的协商与论证。主要因为在上述情况下通常不会存在多家潜在的受托方，也难以开展不同公司间的审查比较。若确实存在持有人在集团内部多家单位间遴选药物警戒受托方的情况，招标所遵循的原则和理念仍可进行参考。

根据我国《招标投标法》规定，招标方式分为公开招标、邀请招标。一般而言，持有人有专门的采购部门进行日常的供应商管理，招标也会由该部门牵头负责，药物警戒招标也不例外。这种情况下，对于特定的药物警戒委托工作，往往会邀请已通过前期供应商筛选纳入供应商列表中的潜在受托方。此时，持有人将以投标邀请的方式邀请特定的法人或其他组织投标。即使持有人尚未建立药物警戒供应商列表，也建议持有人的药物警戒部门根据既往工作经验推荐拟邀请的潜在受托方，以保证招标工作有序可控。而公开招标，即在报刊、电子网络或其他媒体上刊登招标公告，邀请不特定的法人或者其他组织投标的方式脱离了药物警戒工作实际，一般不适用于药物警戒委托招标，故在此并不推荐。

诚然，不同持有人的实际情况和企业管理制度不尽相同，在进入正式招标流程前，除前述确定委托范围外，往往还有申请和批准预算、提出采购申请、成立内部招标小组、签署保密协议等诸多流程，统称为招标前准备，因其无统一标准流程，不展开叙述，下文集中对药物警戒委托供应商招标的过程进行重点描述。

6.2.2.1 招标文件准备

招标文件一般包括邀请函、用户需求标准、评分标准、供应商资格预审表等。招标文件的具体名称随持有人的不同或有所不同，如招标邀请函有时亦称为招标通知、招标公告，具体的招标文件需以企业的采购管理或招投标管理制度文件为准。对于不同的招标文件应根据持有人对于内部职责的划分而由与其相对应的部门进行准备和审批。无论具体的招标文件如何定义，药物警戒机构人员在招标文件准备过程中应始终关注以下几点：

- 起草清晰的用户需求及应该达到的标准并由药物警戒部门负责人审阅；
- 对应每一个需求应给出清晰的参数，以方便比对单价和总价。这可能涵盖数量或单位，例如在计算报告处理的单价时，其单位是以单一病例为单位，还是以同一病例的首次报告及其随访报告的份数即报告版本为单位；
- 与专门负责采购的部门共同确认评分标准，在某些评分标准中合理设定技术标和价格标的权重；
- 结合业务需求，推荐符合资质的供应商。

同时，药物警戒机构人员应避免：

- 在用户需求标准中含有倾向或排斥潜在供应商的内容；
- 泄露参与投标的供应商清单，即使在已经完成招标的情况下。

6.2.2.2 投标

除非持有人所在组织机构有特殊流程，否则建议根据《中华人民共和国招标投标法》第十七条规定，向3个以上具备承担药物警戒委托工作能力、资信良好的特定潜在受托方发出投标邀请。持有人可结合自身情况设定合理投标邀请数量。邀请的邮件或函件应由持有人负责采购的部门统一发出，同时注意投标的要求和截止时间应当对所有潜在受托方保持一致，确保公平公正。

参与投标的药物警戒委托供应商需要将投标文件发送至持有人负责采购的部门，整个过程仍需遵循保密原则。在接到所有投标供应商的投标文件前或后，持有人通常会在其负责采购的部门牵头下，组织一个所有投标供应商均有平等机会参加的技术和商务澄清会议。药物警戒部门应当参加此类会议，并对所委托的药物警戒工作做出进一步的必要说明且听取药物警戒委托供应商对所委托工作范围的任务分解，包括：

- 委托的范围；
- 每个工作任务下对应的药物警戒活动；
- 相同任务不同委托供应商的内部流程。

会后若药物警戒部门认为有必要更新用户需求标准，则应尽快更新相应文件，在得到药物警戒部门负责人批准后，发送给所有参与投标的药物警戒委托供应商。此时，参与投标的药物警戒委托供应商将发送投标文件至持有人的采购部门，若前期已经发送过，此时可将更新后的投标文件再次发送。

原则上，在投标截止时间之后收到的标书不得接受。如遇特殊情况，是否能接受截止时间之后收到的标书，持有人应根据内部工作制度进行必要的批准。

6.2.2.3 开标和评标会议

投标截止后，将首先进行技术标的开标和评标。在开标后如果仍然有可能需要围绕技术标开展答疑，则需要参与投标的药物警戒委托供应商进行进一步确认，如果因此发现商务标价格需要调整，则需要列出调整明细确认后发送给持有人。

无论持有人以何种组织形式进行技术评标，不变的原则是所有参与人员均应当严格按照既定的评分策略进行打分，并由药物警戒部门负责人做技术评标的最终审批。表 6-1 为一个简要投标评价表格（未验证，仅为示例供参考），持有人可结合自身药物警戒委托工作的需求细化标准和调整权重。

表 6-1 评标表 - 药物警戒

| 评价维度 | | 标准 | 权重 | 供应商 A | 供应商 B | 供应商 C | 理由 |
				评分（1~10）	评分（1~10）	评分（1~10）	
技术评价	工作经验	既往承担项目情况	10%				
	条件与交付能力	对药物警戒的理解	15%				
		质量管理体系	20%				
	资源	人员素质	15%				
		与受托工作量匹配的人力	10%				

评价维度		标准	权重	供应商 A 评分 (1~10)	供应商 B 评分 (1~10)	供应商 C 评分 (1~10)	理由
商务评价	最终价格	价格合理性	10%				
	支付	提供价格细目	5%				
		付款条件具有竞争力	5%				
	投标行为	遵守投标规则	10%				

注：技能等级从 10 点（优秀）到 1 点（不足）。

技术评标确定后，持有人负责采购的部门另行组织商务评标。药物警戒部门原则上不参与商务评标会议。在商务标开启后、确定中标供应商之前，商务标价格也应遵循保密原则。所有评标会议结束后，应当出具评标总结报告，全面总结参与投标的药物警戒委托供应商优劣并随附打分表。

6.2.2.4 议价和中标

针对预中标药物警戒委托供应商的议价，以及后续中标等工作不属于药物警戒部门的职责，但药物警戒部门应该在议价过程中根据相应部门的需求，辅助给出专业判断。药物警戒部门有责任协助客观衡量各项工作任务定价的合理性，以及在后续的合同审阅中给予必要的技术支持。

6.2.3 遴选要点

6.2.3.1 受托方需具备的工作条件和能力

在招投标过程中持有人药物警戒部门需要考察、遴选具备相应药物警戒条件和能力的受托方。根据委托事项及服务需求，全面考察和评估受托方的药物警戒工作能力，优中选优，确保委托工作合法合规高效开展。具体可从如下几个方面进行考虑。

6.2.3.1.1 受托方公司总体情况的考虑

建议持有人优先选择中国境内企业法人作为受托方，并对受托方总体情况进行详细了解，以判断受托方是否有能力承担药物警戒委托事项。

具体来讲，可了解受托方公司的成立时间、业务范围、组织结构等情况，为持有人所需委托项目开展服务的时间、是否能提供药物警戒工作相关的认证和资质等。另外，持有人还可进一步了解受托方公司既往是否接受过相关检查或稽查，例如是否接受过监管部门或其他委托公司的检查，是否有问题发现，是否对所发现的问题进行了整改，整改结果有没有解决问题，有无整改报告，是否存在整改不到位而导致被监管部门处罚或因违约与其他委托公司终止合同等情形。通过以上情况，可大致判断受托方公司的稳定性、服务能力、可持续性等。

6.2.3.1.2 机构和人员

持有人要对受托方公司药物警戒机构设置和人员的配备方面进行了解，以判断受托方在机构和人员方面是否能满足委托事项顺利开展的条件。

具体来讲，对于机构方面，主要了解受托方公司药物警戒体系组织结构，了解药物警戒部门的职责，药物警戒负责人的岗位职责、聘任证明、背景和资质证明，从业年限等。对于人员方面，需要了解受托方负责项目的员工数量能否满足工作需求，了解员工专业背景、资历、从业年限、关键岗位的人员数量队伍的稳定性、有无人员考评制度等。人员法律法规内容熟悉程度，了解培训方面的制度，有没有用于人员药物警戒培训的系统，培训的频率和内容，如何评估培训效果，以及能否持续提供培训等。受托方药物警戒机构具有清晰的组织结构和责任划分，能配备足够数量且具备专业素质的人员，是委托项目顺利开展的重要前提。

6.2.3.1.3 管理制度

持有人要考察受托方是否制定了符合法律法规要求的药物警戒制度，针对委托事项是否具有全面、清晰、可操作的标准操作规程，以了解所委托项目是否能够依法依规、保质保量开展。

具体来讲，持有人需了解对药物警戒管理文件是否定期审查和更新，是否经过授权人员批准，是否保留了历史版本，更新之后是否培训员工等。持有人需了解受托方是否对药物警戒体系及活动进行质量管理，有无质量管理目标，有无质量控制程序，有无具体、可测量的质量控制指标等。另外，也需了解受托方是否制定合理的内审制度，开展独立、系统、全面的内审，并对内审发现的问题是否及时采取纠正和预防措施等。受托方要制定沟通程序，当其提供的服务有可能对持有人药物警戒工作产生影响时，需及时告知持有人。

6.2.3.1.4 设备资源

持有人需了解受托方是否配备满足药物警戒活动所需的设备与资源，以判断受托方是否具备开展委托项目的物质条件。

具体来讲，可考察受托方办公区域和设施、安全稳定的网络环境、纸质和电子资料存储空间和设备、文献资源、医学词典、信息化工具或系统等。持有人还要了解受托方数据中心 / 网络 / 计算机环境，了解是否有外包情况。受托方要具有可开展药物警戒工作的信息化系统，持有人要了解系统的提供方及版本号，了解系统是否通过验证或确认，了解系统是否具备委托项目相关的功能，例如报表录入、编码、评价、修改、规整、删除、审核、检索、随访、递交、上传附件、工作留痕、统计学功能、信号检测功能、预警功能等。系统可与持有人不良反应直接报告系统对接。受托方为保证药物警戒数据的安全性及保密性，需做好相关的预防和管理工作，例如系统有备份，制定系统灾难恢复方案，制定业务应急计划，安装防火墙，设置密码和权限管理，开展数据备份管理等，以确保相关数据不丢失、不损坏、不泄露。若受托方同时为多个持有人提供药物警戒服务，持有人要考察受托方是否有措施保障其数据的独立性和安全性，明确数据是否能够正确归档并相互隔离。受托方需对设备与资源进行管理和维护，确保其持续满足使用要求。

6.2.3.2 根据委托事项确定遴选要点

为了让持有人更好地把握考察受托方是否具备相应的药物警戒能力，下面以若干委托事项为例，详细列出遴选要点，以供参考。

A. 个例安全性报告处理：持有人应当重点关注受托方标准操作规程是否完备且符合报告处理的流程；要审查关键步骤的时间控制要求，以保证能够满足法规关于快速报告的时间要求。大多数持有人会倾向于在报告处理流程中增加委托方审阅的流程要求，此外在有合作方的情况下，留有必要的安全数据交换时间也非常重要。这些均需要通过审查关键步骤的时间控制来实现；受托方是否能给出清晰的既往个例安全性报告录入准确度、按时限合规进行监管递交的百分比指标也很重要，这不仅反映了其实际工作的真实情况，也体现了其内部管理和质量控制的严谨性。此时，持有人也可设定合理的关键绩效指标（key performance indicator，KPI），选择能够达到或承诺可以达到的受托方；如果在个例安全性报告处理中还涉及医学审阅，则应重点关注所分配医学审阅人员的背景、经验是否与持有人的产品治疗领域相契合，这一点对科学准确开展报告评估尤为重要。

B. 文献检索：持有人首先要理清受托方所能提供的、具有使用版权的文献数据库，评估可用数据库的数量、类别能否满足持有人当前药物警戒活动的需求；在此基础上，应关注药物警戒委托供应商是否有设定查全率、漏检率等检索效果评价指标，以及相应指标是否在合理的控制范围内。此外要特别注意衡量受托方检索结果管理流程；若受托方还能提供检索后的文献审阅服务，则可能是其能力的潜在体现，但一定要详加考量，否则低劣的文献审阅结果将使得之前所有的工作变得毫无意义；在合同方面务必要申明文献检索应当覆盖所有的活性成分，列清检索词和检索策略。

C. 信号检测：持有人必须要求受托方能够清晰回答其采用的方法，信号检测过程如何执行，将要使用的系统、算法，以及检出的潜在信号将如何以及何时与持有人共享。

D. 采购受托方维护的药物警戒数据库，持有人首先要重点关注其关于灾难恢复（disaster recovery）以及数据备份的流程；持有人需要受托方提供个例安全性报告电子递交无法实现时，继续开展监管递交的解决方案，并在实际遴选受托方时进行比对，选择最优的处理方案；应关注药物警戒数据库运维的服务范围、问题反馈和接收方式、响应时间等；尽管当前几乎所有的药物警戒委托供应商维护的药物警戒数据库均能够提供数据和网络安全的诸多认证，但持有人仍应注意，除了应对外部的信息安全问题以外，与持有人信息资料的安全性和保密性相关的供应商内部数据管理制度，仍是关注的重点之一。

E. 汇总报告撰写：持有人应当重点考察受托方是否能提出清晰且有边界的数据需求。药物警戒委托供应商应当能够陈述清楚在什么时候、以何种可接受的方式从持有人处获取那些数据，以供其完成汇总报告撰写工作；撰写完成后将开展什么形式的质量控制，实施何种评估流程；汇总报告将被哪些人员审阅和批准。

6.3 合同与协议

《中华人民共和国民法典》规定，合同是民事主体之间设立、变更、终止民事法律关系的协议。依法成立的合同，受法律保护。为能够明确委托范围、内容和责任与义务，使得各方均能够充分理解并正式认定合同约定的任务和活动，持有人和药物警戒受托方应当充分协商、认真论证，经法律咨询形成药物警戒委托协议。合同与协议的存在能为持有人提供必要的法律保障，以确保由药物警戒受托方开展的药物警戒活动和（或）提供的药物警戒服务符合适用的法律、法规以及规范指南的要求。

任何个体或组织，只要能够有机会获得持有人的任何安全性相关数据，或者他们会提供药物警戒的相关服务，则他们就会成为持有人药物警戒体系的有效组成部分。通过一份与药物警戒委托供应商之间的正式合同，持有人需要确保药物警戒委托供应商所发挥的功能与持有人自身的药物警戒体系有机结合。对于其他已有的协议，例如，与临床研究中的研究者、研究机构和伦理委员会签署的临床研究协议，持有人也应当对这些合同或协议进行审阅，并要对其是否包含了药物警戒责任进行评估。

本节将讨论必须有一份正式药物警戒合同或协议的情况，主要包括：向药物警戒服务供应商委托药物警戒工作；集团内各持有人之间以及总部和各持有人之间委托开展药物警戒工作；以及持有人针对特定产品，与开展合作营销、共同授权等的合作方合作开展药物警戒的情况。在本节中将"合同"应用于描述前一个场景，而将"协议"应用于描述后两个场景。这种划分仅仅是为了叙述方便，并不妨碍持有人在实际工作中对合同抑或协议的命名。

6.3.1 一般考虑

药物警戒合同与协议的制定和签署应以能够保障切实履行药物警戒义务为目标。药物安全数据是开展一切药物警戒活动的基础，获取和访问所有可用的安全性数据，是进一步开展所有安全性相关活动的前提。具体的合同或协议应涵盖持有人清晰定义哪些数据应该在与持有人与其他第三方之间进行传输、如何传输、已交换数据的核对流程以及相应工作的时限要求。协议各方应当保证药物警戒工作所涉及的全部相关软硬件及数据的安全性、适用性和可用性，确保数据连续性，以便于可持续开展风险获益评估。协议各方应当保证药物警戒数据真实、准确、完整和可追溯，不得隐瞒或者篡改任何信息或评估结果。妥善保存药物警戒过程中形成的电子和纸质资料，确保在接受审核或检查时可提供包括原始记录在内的相关数据信息资料。

持有人应当对委托开展药物警戒工作实现有效的管理。应当充分考虑委托事项可能涉及的药品风险监测、识别、评估和控制各环节，确保受托方发现药品安全风险时能及时告知持有人，告知的情形、内容、程序及时限应当予以明确。持有人与受托方应在合同或协议中约定有效的沟通机制，确认沟通程序和具体联系人等，约定发现存在相关问题时沟通的时限要求，这一点在涉及处理和回复监管质疑时尤其重要。合同或协议应包含变更条款，明确变更的协商、确认和执行机制，特别是要约定何方承担药物警戒相关法律法规监测，以及涉及的法律法规变更后，合同或协议的调整、修改、完善或终止条款。合同或协议应当明确双方的法律责任及违约责任，发生违约行为按照法律法规和合同协议处理。

持有人的药物警戒负责人需要确保与所有药物警戒受托方之间的工作安排符合履行持有人的药物警戒义务的需要，例如药物警戒负责人要参与所有的药物警戒服务合同、数据交换协议的审阅和批准，这些均属于 GVP 所指的"重要药物警戒文件"。持有人的药物警戒负责人和受托方药物警戒相关负责人（包括其授权人）及相关负责部门应参与药物警戒委托协议的起草和制定。

需要强调持有人的法律部门或法律专家的作用，因为几乎在所有合同或协议谈判过程中均包含法律部门的人员代表。持有人的药物警戒部门有责任确保来自法务部门的人员代表理解适当的药物警戒法规要求。具体的工作中已经发现，如果法律部门有指定的专门人员负责药物警戒的合同或协议的审阅，将是确保相应合同或协议有效体现药物警戒要求的最佳实践方式。合同或协议应当在双方协商一致的前提下，由持有人和受托方的法定代表人、主要负责人或其委托的药物警戒负责人签署后生效。

6.3.2 考虑要点

无论将要制定和签署何种类型的药物警戒合同或协议，持有人均应在一开始就考虑以下问题：

- 应有的正式合同或协议是否存在，即应该签署的合同或协议是否签署？
- 是否所有相关方均已签字并注明日期（日期非常重要，是判断一件事情是否由签字方合规开展的标志，尤其是对于快速报告）？
- （已有的）合同或协议是否被定期审阅且有更新机制？
- 谁将负责维护、审阅和更新？
- 是否存在根据法规或指南变更而重新审阅或更新的机制？
- 所有的条款是否反映和符合当前的药物警戒工作实践？
- 是否有规程文件描述药物警戒合同或协议的创建及维护？

6.3.2.1 药物警戒活动外包

药物警戒可委托事项众多，涉及的分工也会依委托方和受托方承担的各自职责而不同。因此，涉及药物警戒委托的合同非常复杂，针对每一项委托事项给出详尽细节的指南是无法实现的。但所有持有人和受托方签订的药物警戒委托合同一定要遵循内容完整、层次清晰、表述准确的原则，约定清晰的责任和义务，通过充分协商、认真论证，经法律咨询形成。

6.3.2.2 集团内部合作

对于一项具体的、密集型的药物警戒活动，诸如个例安全性报告处理或汇总报告准备，在集团内部由一个集中的场所或某几个场所统一负责是较为常见的操作。在这样的情况下，如果你是一家跨国公司的某个国家中的分支机构，或者你是一家国内集团公司的某个子公司，其职责大多趋向于本地或子公司持有上市许可产品相关安全性信息的收集，并将其收集到的信息持续向中央化的药物警戒团队传输。与此同时，为更好地满足属地管理的要求，当地分支机构或某个子公司还可能承担向当地监管部门报告的责任。此时，一个在总部或集团与当地分支机构或下属机构之间，用来预设各自责任的协议将十分有用。如果说在组织内部，特别是总部和各持有人之间，管理者认为一个正式的协议不适用，用一个表格去区分各自的责任和义务也应被认为是可以接受的。表 6-2 给出一个示例供参考，列出的药物警戒活动和责任分配仅为示例目的，持有人须结合自身药物警戒委托工作的需求调整。

表 6-2　药物警戒责任网格

任务和责任网格
产品名称：某某注射液

药物警戒活动	总部	分公司
安全信息		
产品安全性评估和安全发现的通知	X	X
…		
不良反应报告		
SUSAR 报告		X
汇总报告撰写	X	
…		
安全管理		
药物警戒数据库搭建	X	
个例报告录入		X
个例报告医学审阅	X	
…		

注：以上模板将被用来记录各方所做工作。

请在每一栏插入一个"X"，并根据需要编辑模板中的活动，以反映实际工作中的情况或变化。

6.3.2.3 授权合作方

自我国国家药品监督管理局加入 ICH 以来，我国制药工业界的创新研发进入了前所未有的发展阶段，带来的变化就是我国创新研发企业加入全球合作的机会增多，针对特定产品的合作营销、共同授权等趋势日渐广泛。

当公司间决定开展合作营销、共同授权等模式时，其商业合同需要细化各方在履行药物警戒任务与活动的具体责任。鉴于商业合同具有一定的复杂性，需要引入药物警戒人员，以保证药物警戒的有关考量在整个流程中得到良好的体现。授权合作方之间的药物警戒协议目的是申明各自在药物警戒活动中的权利和义务。一般情况下，如果有此类合作存在，对于特定产品的安全数据交换协议（SDEA）或药物警戒协议（PVA）应获得合作方的共同签署。

以下方面需要在合作中被仔细考量，这些内容也构成了 SDEA 或 PVA 的主体，持有人可在制定具体协议时参考。

- 合作背景；
- 术语定义；
- 安全数据交换的机制和频率；
- 全球安全数据库维护；
- 特定药物警戒任务或活动的责任划分，如：
  - 汇总报告的准备；
  - 个例安全性报告的报告与随访；
  - 产品质量投诉的处理；
  - 文献检索；
  - 信号检测；
  - 紧急安全事件的处理。
- 监管质疑答复；
- 稽查与检查；
- 记录保留和归档；
- 药物警戒培训；
- 各方联系人及方式
- 修订、更新与终止。

举例来说，如果其中一家公司负责个例安全性报告向一个或多个国家或地区监管部门的递交，则有关协议应清晰的列明数据将被如何收集和传送。任何这些协议内容的疏忽，不仅会带来潜在的合规问题，且可能出现在不同合作单位之间重复工作的情况，降低效率。以上的内容在集团内部合作以及相应协议制定过程中也可借鉴。

6.4 受托方管理

持有人对受托方管理主要从日常管理和审计两方面进行陈述。

6.4.1 日常管理

持有人委托受托方开展药物警戒工作，对所委托的事项要进行适当的日常管理，监督受托方做好相关工作，以保障委托项目的质量。

6.4.1.1 安全管理计划

持有人在受托方正式开展受托的药物警戒活动之前通常要先行开展如下工作：

- 要求受托方撰写安全管理计划（safety management plan，SMP），持有人根据委托项目的具体需求与受托方协商而定；
- 为受托方项目实施人员开通相应权限；
- 对受托方项目实施人员进行相关培训，存档培训记录。

根据持有人要求，受托方要制定安全管理计划，在计划中详细描述受托方、持有人在委托事项中药物警戒活动相关的处理流程、可能涉及的文件、系统以及相关人员的职责等。具体来讲，在此计划中对每一委托项目的具体工作范围进行进一步界定和细化；对涉及的标准流程予以明确；对具体事项明确主要负责人、协助负责人或参与人，明确双方的角色和职责；对需交付的结果予以明确等，为委托项目按照持有人的要求切实开展提供强有力的保障。

表 6-3 以个例药品不良反应报告的接收事项为例，简单列出 SMP 的部分内容，仅供参考。

表 6-3　某公司个例药品不良反应报告的接收相关管理计划

序号	事项	具体内容
1	安全数据收集窗	描述某公司于何时开始收集数据，在上市案例中数据收集可开始于首次上市许可申请，新上市许可批准，或获得转让的上市许可授权。

序号	事项	具体内容
2	自发安全数据接收方式	请勾选以下一种或几种接收方式，并在每一选项后注明主要／备选方式。 □传真 □电话 □电子邮件 □邮寄信函 □ E2B 导入 □其他＜请详述＞
3	某公司 PV 部门是否负责收集密切关注的不良事件？	针对这些不良事件有无特殊处理要求？ □否 □是＜如是，请在此处列出密切关注的不良事件并注明接收方式＞
4	特殊情况的报告（例如怀孕、过量用药、用药错误、药物滥用等）	某公司 PV 部门是否负责收集？ □否 □是＜如是，请在此处列出特殊情况的报告的处理方式＞

6.4.1.2 质量考核

有关药物警戒质量管理的内容，在本书"5 质量管理"进行了详细的介绍和阐述，在此不再赘述。此部分主要讲述持有人如何利用关键绩效指标（KPI）来对受托方工作进行日常的质量管理。

根据所委托事项的关键点，持有人与受托方在共同商定的基础上，制定日常考核评定的 KPI 和监督计划，定期对委托事项的质量进行考核评定，并及时发现潜在问题，查找分析具体原因，双方相互沟通，采取纠正和预防措施，避免错误重复发生，以此来确保药物警戒工作的质量要求。

持有人可制定受托方监督计划对受托方提供的服务进行监督，内容可包括：

- 确定 KPI，规定抽查比例及质量标准；
- 对绩效结果进行阶段性评估（例如：半年一次）；
- 发现潜在问题；
- 解决问题的方法；
- 实施改进方案；
- 定期跟踪 KPI 结果，并反馈给受托方。

6.4.1.2.1 质量标准及 KPI 的制定

持有人根据所委托的项目，依据法律法规的合规性要求及自身质量目标，制定合理的质量标准及 KPI，一般以比例形式衡量，例如个例药品不良反应报告按时限报告的比例等，与受托方达成目标共识的基础上，对受托方进行考核。KPI 是衡量受托方提供的服务质量最重要的标准之一，持有人通过可测量的指标，对受托方工作质量进行持续监测，把握质量变化趋势，更好地实现质量目标。

制定 KPI 时可考虑如下因素：要与质量目标具有良好的相关性；可具体和可量化并且易于理解；具有代表性，能够充分反映所委托工作质量；能用于发现趋势，可以在相对长的时间内与其他数据进行比较，同时要考虑现实情况，考虑相关局限和成本等。需要注意的是，KPI 并不是固定不变的，要定期对其进行重新评估，以评估其作为指标的相关性、合理性等，必要时可根据实际需要进行适当调整。

6.4.1.2.2 考核频率

在委托项目工作量较大的情况下，可采取抽查的方式进行考核，抽查比例可视情况而定。对考核的频率，若受托方提供的服务属于日常工作，可每月计算一次。对于频率较低的定期活动，例如定期安全性更新报告等，根据实际情况商定合理的频率。持有人可对考核结果进行阶段性评估（例如：半年一次），对发现的潜在问题，反馈给受托方，及时共同协商解决问题，后期可通过持续跟踪考核评估，考察整改效果。

6.4.1.2.3 KPI 评级

制定 KPI 之后如何利用其评价相关工作并采取后续的措施，下面以比例形式的指标为例作一介绍，比例可根据实际情况而定，仅供参考。

＞ 85% 至 100%（标记为绿色）：不需要直接行动。如果连续三个以上的时间段同一个项目的指标获得"绿色"评级，持有人可对该指标重新进行考量，考虑是否需要调整标准。

＞ 75% 至 85%（标记为黄色）：双方共同商定改进措施。同一个项目的指标在连续三个黄色评级之后，整改计划必须在持有人处备案、跟踪和随访。持有人参与整改计划的制定和执行情况的监测。可能对今后的续约产生负面影响。

≤ 75%：（标记为红色）：双方必须立刻商定整改计划并在 30 天内完成整改。如果同一项目指标连续出现两个"红色"评级，整改计划必须在持有人处备案、跟踪和随访。持有人参与整改计划的制定和执行情况的监测。可能对今后的续约产生负面影响。

考核结果不达标的情况下，可考虑终止协议。

6.4.1.3 变更与沟通

开展药物警戒活动过程中，药物警戒活动存在因外部因素、持有人或受托方内部因素而发生潜在变更的情况，双方要通过变更沟通机制，对委托过程中发生的变更进行有效管理和控制，以保障药物警戒委托工作不偏离质量目标。

变更发生的原因可能来自持有人、受托方或监管部门。来自受托方的变更原因可能有：机构人员变更（例如药物警戒体系组织结构，药物警戒负责人、项目关键岗位人员、项目负责人员数量）；管理制度或程序、流程发生变更；设备设施发生变更（计算机系统供应商、系统验证状态、电子 / 纸质存储数据库地点、文献数据库、医学术语集）。来自持有人变更可能有：委托产品清单发生变更；产品质量相关的信息变更；产品适应证、给药途径、剂型变更；说明书安全性信息变更（不良反应、警示语、相互作用、注意事项、特殊人群等）；销售区域发生变化；产品注册相关管理信息发生变化（例如监测期等）。来自监管部门的变更原因可能有：法律法规及当地药品监管部门监管文件发生变更，以及监管部门检查提出的需整改的问题等所致变更。

双方可通过讨论、评估变更对药物警戒工作可能产生的影响，基于其影响程度，对其进行分类，例如重大变更、主要变更、一般变更等，若未规定的情况下发生的变更，需要双方沟通决定。

对于重要变更，双方要尽可能短时间之内通报对方，可向对方提交书面变更申请，对方需详细了解变更的具体原因和内容、变更实施的时间等基础上，评估变更对药物警戒工作带来的影响，包括近期和远期影响等，若认为变更的负面影响较大，可要求变更申请方提供具有可行性的备选方案，以减少变更带来的负面影响。通过沟通与协商，在双方同意的基础上，签署变更审批单，实施变更，并对协议进行调整、修改、完善等。变更发生之后还要密切监控其结果，若发现问题，要及时反馈。当变更评估阶段或变更实施之后认为变更无法满足药物警戒活动质量要求，可考虑终止协议。变更实施过程所形成的书面文件和记录要注意保存。

综上，通过对变更分类管理、过程控制、动态管理，确保变更的过程始终处于可控状态，尽量减少变更带来的负面影响，保障药物警戒活动质量和合规性。

6.4.1.4 风险管理

持有人在药物警戒工作委托过程中要对可能存在的重大风险予以考虑，这些重大风险可能导致药物警戒委托工作突然中断或严重影响委托工作的质量，造成系统性的风险，持有人要仔细分析可能的风险因素，并思考如何应对和管理此类情况，以避免造成重大损失。

在此部分简要介绍委托过程中可能存在的重大风险及其管理思路，主要从重要人员变动、法律法规的变化以及 SOP 变更、计算机系统的紧急情况等方面进行陈述，而实际情况可能更为复杂多变，持有人在委托过程中要注意及早发现和应对。

药物警戒工作委托过程中人员方面存在的重要风险主要是双方项目团队人员发生变更，例如项目负责人或项目具体实施的人员离职或调离岗位，这种变化可能导致业务工作交接不畅甚至中断的问题，影响工作的稳定性和持续性，需要予以特别关注。从管理手段上来讲，双方要规定当项目团队人员发生变更时需及时通知对方，以便及时采取相应措施来应对变化。持有人在获知受托方出现人员变更的情况下，要对受托方新接任人员进行面试，以确认新接任人员是否具备专业能力，是否胜任本职岗位，面试通过后方能上任，以此来减少可能带来的负面影响。

药物警戒工作委托过程中法律法规、制度程序等方面的变化也会带来风险，有时可能是系统性的风险，持有人需予以重视。在法律法规发生变化时未及时更新相应的文件，或持有人或受托方制度文件或 SOP 出现重大变更，但相互之间未进行沟通的情况下，会造成所委托工作不合规的情况。例如，持有人原来的 SOP 中规定个例不良反应报告的评价是由药物警戒人员负责评价，而后变更为药物警戒人员评价基础上需医学部门审阅，但未与受托方及时沟通，如果受托方在处理个例不良反应报告过程中未经过医学部门的审阅，就会造成该项业务工作处理流程不合规的情况。因此，双方对法律法规的变化及制度文件的变更等方面要加以充分关注，出现变化时双方要积极沟通，达成共识，及时开展相关培训，以避免上述情况的发生。

另外，持有人采购受托方维护的药物警戒数据库的情况下，要关注受托方有无业务连续性计划（business continuity plan，BCP）或灾备计划，对服务器出现问题、系统更新出现问题、网络安全出现问题等紧急情况下，能否保障业务的连续性和数据的安全性。受托方在 BCP 中要对如上问题出现时如何解决问题，多长时间之内解决，解决期间有无替代方法等方面予以充分陈述，持有人对其计划的可行性方面要仔细考察。

6.4.2 审计

在本书"5 质量管理"中提到"内部审核"，详述了内部审核的目的、范围、频率、检查小组、审计流程（计划、方案、实施）、结果通报、整改、审计关闭等内容，对持有人开展受托方审计方面同样适用。本章节内容主要强调在药物警戒委托的审计过程中需重点考虑的部分。

6.4.2.1 审计目的、原则

审计是保证药物警戒工作高质量的重要方式和工具，持有人要充分认识到审计的重要性，在药物警戒协议中明确规定审计事项，明确持有人和受托方双方的职责和义务，使得审计发挥应有的功能。

审计包括对药物警戒体系的审计和药物警戒活动质量体系的审计等。为了保障药物警戒委托事项的质量目标，持有人通过客观指标，对受托方药物警戒体系和药物警戒活动的质量进行审计，检验其药物警戒工作的适宜性、充分性、有效性，查找可能存在的问题及管理风险，督促受托方进行纠正和预防措施，以此来达到受托方提供的药物警戒工作持续符合质量目标要求。

审计是一项系统的、严明的、独立且有记录可循的工作，为了达到审计的目的，要确保审计的独立性和客观性原则。持有人和受托方在组织审计实施过程中要保证审计员的独立性，不得影响和干扰其工作，审计员要具有公正的态度，秉承诚实、诚信原则，客观开展工作。

6.4.2.2 审计方式及频率

持有人可自行组织审计，审计人员可包括质量部人员、药物警戒人员等，审计人员最好具有相应的资质，或事先经过培训，熟悉药物警戒工作，熟知审计内容和审计程序，以便有效开展审计工作。

持有人可委托第三方专业审计公司组织审计。在委托开展审计的情况下，要注意选择有资质的第三方公司，并且具有药物警戒领域的专业知识和相关审计经验，以确保审计的严谨性及专业性。

持有人在遴选受托方过程中可通过递交书面调查表的形式考察受托方资质和能力，在选中受托方后可开展现场审计，进一步确认受托方是否有资质和能力承接持有人委托的药物警戒工作。若在审计过程中发现问题，评估这些问题可以改进的可能性以及后续合作过程中可能带来的风险，根据风险是否可接受，判断是否开展合作。

对于后续的审计，可按照双方在协议中的约定，定期按一定频率开展审计，也可以按照持有人药物警戒体系文件规定的审计频率定期开展。持有人也可以根据实际情况调整审计频率，若前一次审计的结果暴露问题较多，可将适当增加审计频率，也可以在日常监督管理过程中发现问题和风险随时决定开展审计。

6.4.2.3 审计流程

审计流程可包括审计计划的制定及沟通、审计方案的制定、审计实施、审计报告的撰写、审计整改、审计关闭等。

6.4.2.3.1 审计计划的制定及沟通

在审计实施之前，持有人要制定审计计划，计划内容包括审计开展时间、范围、地点、审计人员、审计方案及标准、审计结果处理等，并针对相关计划与受托方进行沟通。在确定审计计划之后向受托方发出审计通知函，告知受托方相关事宜，以便其配合开展工作。

6.4.2.3.2 审计方案的制定

审计活动实施之前要制定审计方案，确定审计日程、审计员安排，并根据委托事项的具体情形列出检查内容清单，细化审计指标，可根据内容和指标制定审计表格，从依从性、合规性、准确性、完整性等方面考察相关工作，对重点考察的工作和内容要着重设计。此外，根据审计指标，列出可能出现的问题情形，并根据问题可能导致的风险严重程度，划分为严重缺陷、主要缺陷、一般缺陷等，以利于根据审计结果判断委托工作质量的好坏。

6.4.2.3.3 审计实施

在审计实施的过程中，持有人要对受托方陪同人员的级别、部门、人数等方面做好沟通，以利于现场审计顺利开展。具体实施过程中可通过查阅文件、访谈相关人员、考察设备、访问数据库、查看各种记录、检查资质证明等多种方式进行，通过以上方式，收集相关的证据，并做好记录。

6.4.2.3.4 审计报告的撰写

审计结束后审计人员撰写审计报告，根据审计结果梳理出问题清单，判断问题的严重程度，根据所列问题清单，综合评估受托方药物警戒工作存在的风险。根据评估的结果，判断风险的级别，若风险在可接受范围之内，可继续合作，若发现受托方存在重大风险或系统性风险，要及时上报至持有人决策层和管理层，由其做出最终决策是否继续合作。

6.4.2.3.5 审计整改

审计结果风险在可接受范围之内的情况下，持有人可根据审计结果要求受托方制定纠正和预防措施，提出具体整改建议及完成整改时限，并建立一个有效的追踪程序，追踪纠正和预防措施的执行情况。受托方需在规定时间之内完成相关问题和缺陷的整改，并提交整改报告。持有人对整改报告进行审核，若认为受托方整改工作未达到预期目标要求，可继续与受托方沟通，督促其继续整改。

6.4.2.3.6 审计关闭

持有人对受托方所提交的整改报告、证据进行审核，以判断是否符合整改要求。审计工作结束之后，持有人要对整个审计过程进行评估和总结，总结好的经验和需要改进的部分，可进一步优化审计流程和方案，以便今后更加有序、有效地开展审计工作。通过审计，对受托人的药物警戒工作能力有总体的了解，也可对其存在的风险趋势进行预判，提供预警信息，为持有人是否续签药物警戒协议提供参考依据。最后，要对整个审计工作所产生的书面文件、各种记录、照片等资料做好保存工作，并关闭审计。

（刘翠丽　刘　佳　林京玉）

参考文献

［1］World Health Organization. The importance of pharmacovigilance: safety monitoring of medical products［R］. 2002.

［2］彭丽丽，王丹，沈璐，等. 药物警戒的起源与发展［J］. 中国药物警戒，2016，13（7）：410-413.

［3］Begaud B, Glossary. Methodological approaches in pharmacoepidemiology［M］. Amsterdam: Elsevier Science Publishers B. V.，1993：157-171.

［4］Mehta U, Milstien J B, Duclos P, et al. Developing a national system for dealing with adverse events following immunization［J］. Bulletin of the World Health Organization，2000，78（2）：170-177.

［5］Hartigan-Go K. Jimmy Donal Wales Pharmacovigilance and the pursuit of rational drug use［J］. The Philippines Experience. Uppsala Reports，1996，14（2），356-358.

［6］Springer Vienna. WHO collaborating centre for international drug monitoring［M］. Dictionary of Pharmaceutical Medicine，2009，1534（1）：193.

［7］吴嘉瑞，张冰. 中国传统药物警戒思想的历史沿革考证［J］. 中国药物警戒，2006，（5）：257-260.

［8］柳鹏程，陈锦敏，孙祯辉，等. 浅析ICH E2指导原则中MAA/MAH药物警戒职责及其启示［J］. 中国医药工业杂志，2020，51（02）：290-296+304.

［9］王涛，王丹，董铎，等. 美国药物警戒体系浅析及对我国的启示［J］. 医药导报，2017，36（04）：361-365.

［10］王丹，任经天，董铎，等. 药品不良反应监测年度报告十年趋势分析［J］. 中国药物警戒，2020，17（05）：276-283.

［11］王丹，王涛，夏旭东，等.《药物警戒质量管理规范》对持有人实施药物警戒制度的启示［J］. 医药导报，2021，40（10）：1303-1306.

［12］徐非. 深刻理解新《药品管理法》的精髓要义［J］. 中国食品药品监管，2019（10）：4-19.

［13］郭婷. 提升风险管理水平 保障公众用药安全［N］. 中国医药报，2021-10-21（002）.

［14］夏旭东. GVP逐条谈 |20.药品安全委员会的组成与职责［EB/OL］.（2021-07-23）［2022-05-02］. http://www.cnpharm.com/c/2021-07-23/797368.shtml.

［15］国家药品监督管理局药品评价中心.《药物警戒质量管理规范》相关问答（二）［EB/OL］.（2021-09-28）［2022-05-03］. https://www.cdr-adr.org.cn/special_Sub/ywjjzlglgf_1/ywjjzlglgf_qw_1/202109/t20210928_49019.html.

［16］国家药品监督管理局. 药物警戒检查指导原则（2022-04-15）［2022-05-03］. https://www.cdr-adr.org.cn/drug_1/zcfg_1/zcfg_zdyz/202204/t20220415_49622.html.

［17］徐菊萍，胡骏，万帮喜，等. 我国与欧盟药物警戒负责人（QPPV）岗位职责和选聘探讨与思考［J］. 中国医药导刊，2021，23（10）：789-794.

［18］徐菊萍. GVP逐条谈 |26.药物警戒专职人员的知识与技能要求［EB/OL］.（2021-07-28）［2022-05-03］. http://www.cnpharm.com/c/2021-07-28/797731.shtml.

［19］国家药品监督管理局药品评价中心. 欧盟药物警戒质量管理规范［M］. 天津：天津科技翻译出版有限公司，2020.

［20］王美娟. 搭建国企培训体系的新思路［J］. 人力资源，2021（18）：80-81.

［21］马幼玲. 企业人才培训体系构建的若干思考［J］. 现代营销（经营版），2021（09）：122-123.

［22］胡丽萍，李蓉. 基于知识管理的企业培训体系构建［J］. 现代情报，2008（10）：176-179.

［23］宋洋，杨悦. 欧盟药物警戒体系建立运行与实施进展［J］. 中国药物警戒，2014，11（07）：401-406.

［24］刘霜敏，中国加入ICH促进企业药物警戒体系与世界接轨［J］. 中国食品药品监管，2018（10）：77-78.

［25］胡家瑛. 柯氏评估模型在新员工培训评估中的运用［J］. 国网技术学院学报，2016，19（01）：52-57.

［26］王臣. 实施柯氏四级评估提升培训质量［J］. 经贸实践，2015（10）：4-5.

［27］刘小溪. 增强国有企业青年员工培训有效性策略研究［J］. 经济师，2018（02）：284-285.

［28］赵亚南. 柯氏模型基本原则在提高培训有效性中的应用研究［J］. 继续教育，2015，29（05）：47-48.

［29］关欣. 新形势下文书档案管理存在的问题和解决对策［J］. 黑龙江档案，2021（02）：58-59.

［30］孙芳. 企业人才培养体系建设与实践——以铁建重工学院为例［J］. 今日财富，2018（05）：88-89.

［31］彭丽丽，范燕，刘巍，等. 探讨药品生产企业如何建立药物警戒体系［J］. 中国药物警戒，2017，14（11）：666–670.

［32］国家药品监督管理局. 总局关于发布临床试验数据管理工作技术指南的通告（2016年第112号）［EB/OL］.（2016–07–29）［2022–02–14］. https://www.nmpa.gov.cn/directory/web/nmpa/xxgk/ggtg/qtggtg/20160729183801891.html.

［33］国家药品监督管理局. 国家药监局关于发布药品记录与数据管理要求（试行）的公告（2020年第74号）［EB/OL］.（2020–07–01）［2021–12–14］. https://www.nmpa.gov.cn/yaopin/ypggtg/ypqtggg/20200701110301645.html.

［34］魏恒远. ISO 9001质量管理体系及认证概论（2015版）［M］. 第2版，北京：化学工业出版社.

［35］EMA. Guideline on good pharmacovigilance practices（GVP）：Module I–Pharmacovigilance systems and their quality systems. http://www.ema.europa.eu/en/documents/scientific–guideline/guideline–good–pharmacovigilance–practices–module–i–pharmacovigilance–systems–their–quality–systems_en. pdf.

［36］沈梦秋，李明，王佳域，等. 江苏省药品生产企业药物警戒工作现状抽样调查研究［J］. 中国药物警戒，2021，18（02）：133–137+144.

［37］林丽君，林凯，苗会青. 海南省药品上市许可持有人药物警戒体系现状分析及讨论［J］. 中国药物应用与监测，2021，18（01）：52–55.

［38］郭莎莎，刘红星，王冰，等. 河北省药品上市许可持有人药物警戒工作现状［J］. 中国医药导报，2021，18（23）：152–155+164.

［39］刘颖，谢言，宋立刚. 天津市药品上市许可持有人上市后药物警戒现状与探讨［J］. 天津药学，2021，33（01）：11–14.

术语对照表

术语	英文	缩略语
安全管理计划	safety management plan	SMP
安全性数据交换协议	safety data exchange agreement	SDEA
标准操作规程	standard operation procedure	SOP
不良事件	adverse event	AE
定期安全性更新报告	periodic safety update report	PSUR
定期获益－风险评估报告	periodic benefit–risk evaluation report	PBRER
风险最小化行动计划	risk minimization action plan	Risk MAP
个例安全性报告	individual case safety report	ICSR
关键绩效指标	key performance indicator	KPI
国际标准化组织	International Organization for Standardization	ISO
国际人用药品注册技术协调会	The International Council for Harmonisation of Technical Requirements for Pharmaceuticals for Human Use	ICH
国际医学科学组织理事会	Council for International Organizations of Medical Sciences	CIOMS
合同研究组织	contract research organization	CRO
纠正和预防措施	corrective action and preventive action	CAPA
上市许可持有人	Marketing Authorization Holder	MAH
研发期间安全性更新报告	development safety update report	DSUR
药品不良反应	adverse drug reaction	ADR
药物警戒负责人	qualified person responsible for pharmacovigilance	QPPV
药物警戒计划	pharmacovigilance plan	PVP
药物警戒协议	pharmacovigilance agreement	PVA
药物警戒质量管理规范	Good Pharmacovigilance Practice	GVP

术语	英文	缩略语
药物警戒体系主文件	pharmacovigilance system master file	PSMF
用药错误	medication error	ME
业务连续性计划	business continuity plan	BCP
质量保证	quality assurance	QA
质量控制	quality control	QC